减脂增肌

陈伟 ———————— 编著

北京协和医院临床营养科主任医师

中国轻工业出版社

图书在版编目（CIP）数据

减脂增肌/陈伟编著．—北京：中国轻工业出版
社，2021.7

ISBN 978-7-5184-3464-0

Ⅰ.①减… Ⅱ.①陈… Ⅲ.①减肥－基本知识 Ⅳ.
①R161

中国版本图书馆CIP数据核字（2021）第065957号

责任编辑：关 冲 付 佳 责任终审：劳国强 整体设计：悦然文化
策划编辑：翟 燕 付 佳 责任校对：朱燕春 责任监印：张京华

出版发行：中国轻工业出版社（北京东长安街6号，邮编：100740）
印　　刷：北京博海升彩色印刷有限公司
经　　销：各地新华书店
版　　次：2021年7月第1版第1次印刷
开　　本：710×1000 1/16 印张：12
字　　数：200千字
书　　号：ISBN 978-7-5184-3464-0 定价：49.80元
邮购电话：010-65241695
发行电话：010-85119835 传真：85113293
网　　址：http://www.chlip.com.cn
Email：club@chlip.com.cn
如发现图书残缺请与我社邮购联系调换
191357S2X101ZBW

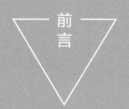

前言

  打开各种社交网站，六块腹肌、蜂腰翘臀已成为一种时尚，虽然减脂增肌是为了健康，但对于年轻的朋友来说，减脂塑形后的美才是真正吸引他们的原因。当然，由于信息碎片化，很多人获得的信息较片面、不够系统，知其然而不知其所以然，在减脂增肌这件事情上就导致了虽然努力，效果却不明显。

  其实，通过调整饮食结构让自己减脂的同时，生活方式也变得更健康，简直是一举两得的事情，很多年轻人虽然明白这个道理但真正实施起来却无从下手，因此本书给出了具体可行的饮食方案，原理清晰，方法简单，详实的配餐做法，无论居家还是作为上班族的工作餐都是不错的选择。

  科学的运动方案可以让人变得更健康，还能避免损伤，让减脂增肌事半功倍。运动更需要科学理性的思考，不懂原理就运动徒增损伤，不仅会使减脂停滞不前，甚至还会出现反弹。因此，本书用简洁易懂的语言讲解运动的原理，教大家制订属于自己的运动计划，并给出局部塑形瘦身的具体操作方法，帮助大家轻轻松松地打造完美身材。

本书从代谢、营养、运动、睡眠等多个角度，用易懂的语言向广大读者解释减脂增肌的原理，附个性化的饮食运动方案。"授之以鱼不如授之以渔"，每个人的身高体重、体脂率、代谢等均不相同，因此计划也应该是不同的，明白原理、掌握方法才可以制订出适合自己的减脂增肌方案。

希望这本书是你的第一本减脂增肌书，也是最后一本好身材管理书。

目录
CONTENTS

PART 1
减脂增肌的正确打开方式

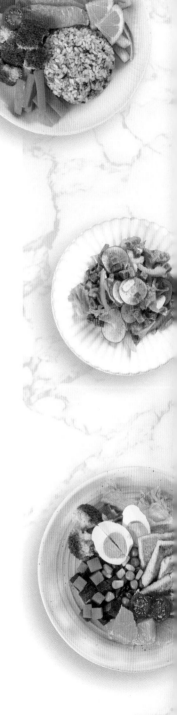

PART

3

优运动
增加肌肉减重不反弹

好睡眠
促进热量代谢，燃烧脂肪

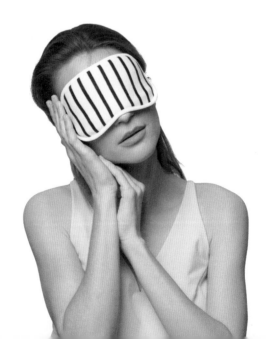

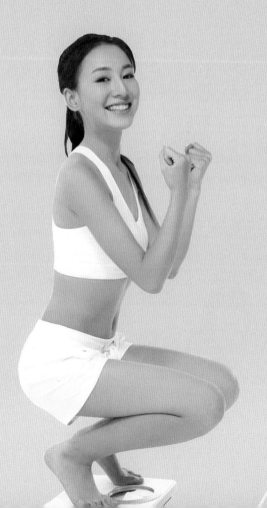

PART

1

减脂增肌的
正确打开方式

关注你的体脂率

"重不重"和"胖不胖"是两回事

有一个有趣的故事，两个好闺蜜，她们一同测算自己的体重指数，也就是BMI值[1]，她俩把数值输入公式却发现，两人的身高一样、体重一样，BMI值也一样。但其中一人却疑惑不解，怎么我穿的衣服就比她大一码？看不出来她竟有这么重？

生活中有的人看起来很瘦，其实体重并不轻，有的人看起来很胖，但实际上秤一称，并没有看起来那么重。其实，相同重量的人，由于身体骨骼、脂肪、肌肉的比例不同，身材差别也会很大。

肌肉和脂肪比较

相同重量的脂肪与肌肉体积比大约为3：1，甚至可以达到4：1，也就是说，在重量相同的情况下，由于脂肪密度小，会占据更多的空间。有人很形象地拿大橙子和小橘子做比较，结果一目了然，显然人们都希望自己身上的肉是"小橘子"而不是"大橙子"。很多体重大身材好的人，就是因为他们身体的肌肉含量更高。

听到这有人会恍然大悟，原来肌肉和肥肉有这么大的区别，难怪他跟我身高体重相同，却感觉比我瘦那么多。其实，体重只能告诉你有多重，但体脂能告诉你身上究竟有多少肥肉。

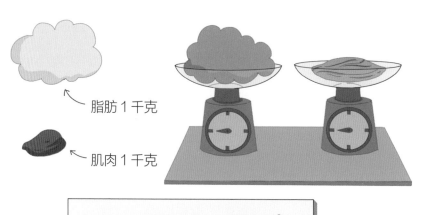

脂肪 1 千克

肌肉 1 千克

① BMI=体重（千克）÷身高（米²）

"减脂增肌" 必备要点

1 减脂不能只看体重，由于身体的组成成分比较复杂，可以简单地把身体划分为体脂（即脂肪重量）和瘦体重（去体脂重，即除脂肪以外其他身体成分的重量）两部分。因为人体体重由脂肪重量和去脂肪重量共同构成，所以体重下降并不代表减去了肥肉，有可能减去的是身体的水分，所以减肥时重要的是体形而非体重。

2 减脂重要的是在最大程度上保留身体内的肌肉和水分的基础上减去脂肪重量。

3 减脂时你需要的不是变轻而是变帅变美，改变身材时不要强调我要瘦多少斤，事实上同样体重的人身材会有非常大的差异，体重相同，体脂率更低的人看上去更苗条。

体脂率低才是真的瘦

体脂率是指人体内脂肪重量在人体总体重中所占的比例，又称体脂百分数，它反映人体内脂肪含量的多少。体脂率可以看出自己到底是"重"还是"胖"，这个数值也是在减脂的过程中判断自己是否增肌的一个标准。足够认识自己是减脂增肌计划开启的第一步，在减脂增肌过程中，要重点关注体脂率。

体脂率正常范围

为什么说体脂率低才是真的"瘦"，首先，要明确一点，并不是体脂率越低越好，很多瘦子体脂率很低，但是不健康，这也是不提倡的。而肥胖的人，通常都是体脂率偏高，因此要将其体脂率降下来，所以才会说，体脂率低才是真的瘦。

成年人的体脂率正常范围分别是女性 20% ~ 25%，男性 15% ~ 18%，若体脂率过高，体重超过正常值的 20% 以上就可视为肥胖。运动员的体脂率可随运动项目而定。一般男运动员为 7% ~ 15%，女运动员为 12% ~ 25%。

体重轻，也要警惕隐性肥胖

有一种人，看上去很苗条，但腹部脂肪堆积比较多，这是一种相对更容易被忽视，也非常"危险"的肥胖类型，通常称其为隐性肥胖，也叫腹型肥胖。腰粗是典型的特征，这类人的脂肪通常分布在内脏器官上，相对患代谢综合征、糖尿病、血脂异常、高血压等疾病的风险也大。那么怎么看自己是不是腹型肥胖呢，通常可以用腰臀比。

腰臀比 = 腰围（厘米）÷ 臀围

如果男性腰臀比大于 0.9，女性大于 0.8，便是腹型肥胖了。

1分钟快速算出自己的体脂率

体脂率的测量方法

　　一般常见的测量方法通常为体脂夹测量法、体脂秤测量法、软尺测量法，当然，还有在医院和一些机构常用的DEXA测量法，从准确度上来说，肯定是医院常用的DEXA较精准。但基于方便性，大多数健身者或者普通有减脂需求的人都会选择体脂夹测量、体脂秤测量、软尺测量，更为方便。

体脂率什么时候测最好

　　体脂率测量的最佳时间是早晨，最好是刚从充足的睡眠（7～8小时）醒来之后，此时体重和腰围等的测量数据是最准确的，即测量体脂率准确性最高。

1 体脂夹

通过测量能够夹起的脂肪厚度推算体脂率。

2 体脂秤，手持体脂器，身体成分测试仪

通过手握传感器，测量身体的电阻率，进而推断体脂率。

3 软尺测量

软尺测量围度，体重秤测量体重后代入公式再推算出体脂率。

体脂率快速自测

　　用电子秤测量自己的体重，计量单位：千克。（注意：除去衣物的重量）用软尺测量自己的腰围，计量单位：厘米。

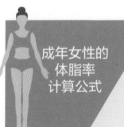

成年女性的体脂率计算公式

参数 *a*＝ 腰围（厘米）×0.74
参数 *b*＝ 体重（千克）×0.082+34.89
体脂肪重量（千克）=*a* − *b*
体脂率 ＝（身体脂肪总重量 ÷ 体重）×100%

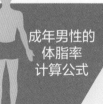

成年男性的体脂率计算公式

参数 *a*＝ 腰围（厘米）×0.74
参数 *b*＝ 体重（千克）×0.082+44.74
体脂肪重量（千克）=*a* − *b*
体脂率 ＝（身体脂肪总重量 ÷ 体重）×100%

不调控饮食谈减脂，都是白日梦

想要减肥，七分吃三分动

谈到减肥，无外乎怎么吃，怎么运动，怎样能把吃和动有机结合到一起，那么我们就要清楚减肥的原理。只要对自己的身体有清晰的认知，减脂自然也就事半功倍了。

谈减脂一定要先明白代谢

生物体的新陈代谢之所以可以持续，是因为存在分解代谢和合成代谢，合成代谢为分解代谢提供物质基础，分解代谢为合成代谢提供热量来源，合成代谢和分解代谢是代谢过程的两个方面，二者同时进行。机体热量负平衡，分解代谢大于合成代谢，从而造成体重减少。可以简单地理解为：

> 若合成代谢 > 分解代谢 = 增重
> 若合成代谢 < 分解代谢 = 减重

也就是说，当人在高强度运动和不进食时，分解代谢必然大于合成代谢，当人在休息的同时补充食物，合成代谢的速率必然大于分解代谢。只要一天当中分解代谢的量大于合成代谢的量，就会减重。

也可以从另一个角度出发，就是人体每天维持生命，让人体各个器官运作需要一个最低热量，也就是人在静止状态下一天所消耗的热量，这个用专业点的名词来讲叫基础代谢。也就是说：

> 基础代谢 + 运动消耗 > 一天摄入食物的热量

也就是说，想要减脂，那么就要营造这个"热量缺口（热量消耗 − 热量摄入）"，一是少吃，二是多运动。想要增肌，就要营造"热量盈余"，多吃加多运动（增肌相对更复杂，后边会有详细讲解）。

如果保持摄入量不变，那么增加运动；如果不想运动，那就要减少摄入量；总之，适当减少摄入量，增加运动是关键。

这也是目前为什么大家谈减脂时，医生都建议"饮食 + 运动"的原因。有证据表明，脂肪减少，肌肉增加还会提高基础代谢，促进减脂。因此，在减脂中，饮食与运动是相辅相成的。

为什么减脂时"吃"更重要

与其说吃更重要，不如说吃更好控制。相比挥汗如雨，吃相对更见效，有效果，大家会更容易坚持。举个例子：

> 减掉 1 千克纯脂肪，如果这部分热量全部由脂肪分解产生，则能产生 9000 千卡的热量，一名普通男性单纯慢跑 10 千米，大约消耗 650 千卡。可以稍微脑补一下，这要跑多久才能消耗掉 9000 千卡的热量。除去运动损伤不说，有多少人能够每天 10 千米，坚持半个月？而且这仅仅只减掉 1 千克！

相比吃就要简单直接得多，这 650 千卡也就相当于两个麦当劳汉堡，半大碗麻辣烫，半大碗螺蛳粉……只要我们能戒掉平时不良的饮食习惯，把吃控制好，每天不知不觉地就调控了饮食，减掉了脂肪，同时也会获得健康。这也就是为什么单纯的减脂，吃更重要。如果运动辅助减脂，效果会更好。

增肌时"吃"与"运动"同样重要

谈到增肌，首先要明确一点，肌肉和脂肪是两种完全不相同的组织，二者不能相互转换！在进行合成代谢的时候，你会增加肌肉也会增加脂肪；在进行分解代谢的时候，你会消耗脂肪也会消耗肌肉。看到这里，很多人就会疑惑了，那我怎么能既减脂又增肌呢？首先要从饮食上入手，通过调整饮食中各种营养的比例（比如蛋白质的摄入量）来调节脂肪和肌肉的减少速度，也就是在进行分解代谢时，尽量减少肌肉分解、增加脂肪分解；在进行合成代谢时，尽量增加肌肉合成、降低脂肪合成。

通俗地讲就是让脂肪掉得快一点，肌肉掉得慢一点，让肌肉在身体中的占比上升。这样可以快速而有效地达到减脂增肌效果，这种饮食调理就是后面我们要讲到的高蛋白饮食。

想要增加肌肉或保持肌肉量的话，必须得训练，因为锻炼是激发肌肉增长的必要条件。肌肉是通过一次次的训练，让肌纤维撕裂，然后通过摄入的热量修复强化肌纤维，过程比较复杂。所以，增肌不仅仅需要运动，而且还要吃得好、有计划、有针对性。

辅助减脂的 N 个手段

第 1 招
科学就医

随着中国超重人口数量激增，各种五花八门的减肥方案和减肥产品也不断地出现在我们身边。希望大家减肥的时候一定不要盲目跟风，首选健康的减肥方式。健康减肥是每个减肥者都希望做到的，获得苗条体形要取之有道，切莫操之过急，最终伤了身体。每个人肥胖的原因都不相同，再有效的减肥方法也不能适合所有人，所以一定要根据自己的体质、肥胖原因、生活习惯等，选择真正适合自己的减肥方式。

科学就医会使减脂增肌方案更为个性化，医生会根据每个人的具体情况制订方案，而且通过医疗手段进行检测，对自身数据掌握也更准确。

第 2 招
拒绝情绪化
进食

情绪化进食是指为消除紧张感或压力，人们时不时想吃点零食的行为。这其实就是情绪化进食，情绪化进食是为了缓解情绪压力而进食，并非因为生理性饥饿而吃东西。对此我们给出阻止情绪化进食的 5 个建议。

1 找出原因

首先确定引起你情绪化并导致你进食的时间、主题或是氛围。是因为冬日的短日照而情绪低落，还是因为工作上的麻烦或是朋友之间的不开心。一旦你确定了心理压力的原因，就可以采用其他的方式进行缓解。

2 遏制冲动

在进食之前，从 1 数到 10，或者出去散步 15 分钟，又或者离开食物 5 分钟，做深呼吸。

3 远离诱惑

身边准备健康的零食，例如苹果、梨、香蕉、粗纤维饼等代替膨化食品。

4 舒缓压力

公园散步或者逛街购物等，做些可以让自己放松下来的事情。

5 增加社交

和亲朋聊天、打电话等（嘴巴用来说话，就不想吃东西了）。

第 3 招 "抱团"减肥

"抱团"就是好几个人联合之后形成的一个团体，也可以叫作"组队"。"抱团"减肥是近两年流行的减肥模式，是一群人一起相互监督和交流瘦身经验的一种方法。可以组建"微信群"或者在其他社交网站上进行打卡、沟通。

改变生活方式知易行难。饮食、运动、生活、心理调节等有很多琐碎的细节，这时候同伴的支持和经验分享特别重要。针对这种减肥过程中的心理问题，国际上有一种非常有益的解决办法，叫同伴互助教育（peer support）就是尽量找一个靠谱的减重伙伴，互相沟通，解决问题。这个办法其实源自于宗教，就是一个人面对一群人分享心理感受，我各方面不舒服，因为大伙都是一类人，更容易产生共鸣。

另外，抱团减肥它有一定的示范效应，比如看见"团里"有人减重 5 千克，那么我也可以。

大家互相鼓励，有人监管和没人监管是完全不一样的。所以，不要一个人孤独地减肥，要鼓励身边人帮助自己，或者与大家一起减重，这样才能达到好效果。

第4招 记录日记

记录日记能体现出减脂增肌时每天的饮食量和运动量，可以帮助确定摄入量的盈余，从而调整自己的计划，简单来说就是决定接下来该少吃一些，还是多动一些。记录日记可以起到自我监督的作用，有助于养成长期良好的饮食运动习惯。长时间坚持记日记会让自己的减脂历程一目了然。

1 计划

首先制订一个整体计划，具体到每周 7 天该怎么吃或者怎么运动。

2 实施

好的方案一定要去实施，纸上谈兵不会有任何的效果。

3 总结

也就是反馈，反馈一定是客观的。反馈的形式不重要，重要的是反馈的内容，可以是自己取得了什么样的效果，减脂期间遇到了什么样的问题，怎么才能解决。

4 再次计划

根据自己反馈的内容，将计划进行调整。

运动，就能减脂增肌吗

想做"锻炼者"，还是"训练者"

锻炼与训练是两码事

锻炼是一种满足自身需要的身体活动，可以活动筋骨，强身健体。如果一项身体锻炼计划不能通过施加某种特定的刺激产生训练者期望的身体适应过程，从而使其变得更强、更快或者体能更好的话，就不能将其称为训练，它只是锻炼而已。但对大多数人来说，锻炼已经足够了。

有些运动减脂可以，增肌未必

对于大多数运动来说，只要去执行，都能消耗热量，只要达到量，都能有效减脂。比如跑步、走路、骑自行车等运动。以走步、跑步为例，这类运动都是在人体直立状态下，主要依靠下肢大肌肉群作为主要动力，辅以上肢的摆动配合，左右肢交替支撑体重的连续运动。因为有大肌肉群参与运动，所以走跑运动对人体的锻炼刺激效果比较明显，尤其是对人体心肺功能有比较好的强化作用。运动时速度可快可慢，强度可大可小，适合各种体质水平的人采用。

但是，这类运动形式也有一些突出的问题。比如在走步、跑步运动过程中，各关节的活动范围不大，属于大关节小活动，不能使主要关节有大范围或全范围的活动。另外，上肢、上体在运动中只是简单的摆动，缺乏力量锻炼。如果长期只做走步、跑步运动，就不能全面锻炼身体的各部位，也不能全面地发展身体的各项素质，特别是力量素质。

> **运动小贴士**
>
> **"训练者"更要坚定决心**
>
> 相比"锻炼者"，"训练者"更应该严格要求自己，计划也要更具针对性，这样才能做到短时高效。
>
> 首先制订好适合自己的计划，不同人群计划是不同的，男生和女生的计划也会有差异。并且这个计划可以长期坚持，再完美，如果无法坚持，都等于零。
>
> 计划是可以调整的，但不应搁浅。可以根据自己的身体条件进行适当调整，比如女生遇到生理期应该适当降低运动强度或者改为其他的运动形式，但不应该完全搁置，人都是有惰性的，一旦搁置，想要重新开始，便会增加难度。

减脂和增肌可以同时进行吗

关于是先减脂还是先增肌，减脂增肌是否可以同时进行的问题，大概有这么几种说法。

 应该先减脂再增肌

有一部分人，尤其是女生，倾向于先减脂再增肌，瘦下来再塑形，更符合审美需求。

 可以边减脂边增肌

也有一部分人认为，脂肪减少，体脂率上升，自然增肌，减脂和增肌是可以同步进行的。

 应该先增肌再减脂

有一部分人，一般是运动大咖，会持这样的观点，是因为增肌之后代谢提高、运动水平增强，更有助于减脂。总结出这样经验的人一般也都是健美运动员或者运动大咖，因为他们的需求是尽可能地发展肌肉维度，塑造肌肉的形态及饱满度，同时尽可能降低体脂，以使分离度越高越好。

其实在前两种观点中自然而然地认为增肌和减脂是不能同时进行的，把减脂和增肌分开。当然这样的经验也有一个相当有力的理论基础：增肌是合成代谢，减脂是分解代谢。前者需要摄入更多热量，造成热量盈余；后者需要控制热量摄入，造成热量缺口，因此是矛盾的。

虽说能量守恒定律是真理，但人体并非铁饼一块，脂肪和肌肉细胞的总数量级在数十万亿以上，而代谢过程又涉及到每一个细胞，生物热量学不是简单的加减法。所以，面对人体这台宇宙中最精妙的仪器时，孤立且绝对地看待问题显然是不对的。

在日常的锻炼中，"增肌减脂同时进行"的状况其实一点都不少见。比如你每天坚持游泳两三千米，一段时间后你可能发现自己肚子上的肉少了，肩膀和后背也厚实了不少。还有女孩们会时常抱怨，跑步久了虽然腰细了点，但是小腿粗了。也有很多人在健身房里玩器械一段时间后，发现自己身上肥肉少了，也出了点线条。实际上这都是减脂的同时实现了增肌。

看到这里，相信很多人心中对于先减脂还是先增肌，减脂和增肌是否能够同时进行，心中应该已有了结论。对于普通人来说，减脂增肌只是想要更强的体质和更好的身材，肌肉量大一些、脂肪少一些就达到了目的。所以，完全可以执行增肌减脂同时进行的计划。

无论是减脂还是增肌都不要走极端

　　无论是减脂期间还是增肌期间，调整好自己的心态都格外重要，好的心态可以让你更好地接受事实，同时也能让你少走弯路。大家的心态应该是积极的、客观的，而不应该是消极的或者极端的。以下几条建议，希望可以帮你在减脂增肌的过程中抵抗迷茫、避免误区。

不要急于求成

增肌期，一般计划都是以一个季度或半年为单位，而你想 10 天就出效果，那是不太可能的。因为无论是减脂还是增肌，它的速度都是比较缓慢的，不要妄想一个月增加 5 千克的肌肉，也不要妄想一个月减掉 5 千克的脂肪，因为对于多数人来讲，一年增加 5 千克的肌肉已经非常了不起了。而且随着时间的累积，越往后减脂增肌速度就越慢，期间会遇到一个又一个瓶颈期，如果能打破，你就能解锁新的世界。如果打破不了，就只能原地踏步，有些甚至还会退步。所以给自己预留足够的时间，才不会活在焦躁当中，稳步增肌才是长久之计。

忌为了减脂快，摄入食物过少

很多减脂的朋友为了瘦得快，会采取极低热量限食加高强度有氧训练的方法，一个星期瘦了 3 千克，但这种体重下降相比长远的减脂来说，只能算是应急，而且也容易反弹，对健康有害。很多人都是因为采用节食减肥法后而出现暴食的情况，"减肥"后反而更肥了。

忌为了效果，只做"大"，不做"小"

很多人为了减脂快，尽早提升肌肉的线条感，便泡在健身房里尽捡重量大、负荷大的练，认为只有这样才能尽早出效果，能不能长期坚持下来不说（这样的新手基本上几次后就自动放弃了，要么出现了运动损伤，要么就是力不从心），即使坚持下来了，也不会有明显的锻炼效果。

手把手教你制订
个性化、精准减脂增肌方案

每一个伟大的胜利都始于一个简单的想法和此后的计划制订。万丈高楼平地起，一个好的减肥方案也像搭建高楼一样，需要策划好图纸，然后一点一点打好地基，垒好每一块砖。减脂增肌也是如此，可不是少吃几口就饿出个瘦子，也不可能凭空出现六块腹肌。因此，制订好计划是重中之重。

在减脂的道路上经常有人这样问：怎样的运动才是完美的燃脂运动呢？尽管众多健身者的个人情况千差万别，但多数健身计划都极为相似。很显然，运动员和一周只花 2 ～ 3 天来做训练的普通健身者的训练计划应该完全不同，那么，对于有不同减脂增肌需求的人来说，计划显然应该是不同的。但相同的应该是：一定要配合饮食方法。

制订长期减脂饮食计划的建议：

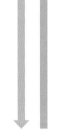

插入增肌周期：想要增肌就要注重碳水化合物的摄入，因此过低碳水的饮食方式是不可取的，此时可以将饮食过渡到"限热量平衡膳食"

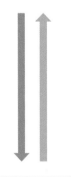

自律意识强、下定决心要减掉大量脂肪的人可以尝试为期 4 周甚至 3 个月的"高蛋白低碳水"饮食

根据个人爱好或者经验，将饮食结构过渡到高蛋白低碳水饮食或者"5+2 轻断食"模式，因为这样的饮食方式可以助你快速减脂

平衡膳食模式：此方法有稳定体重的功效，也是减脂增肌要达到的最终目的

我要减脂

目的 为了瘦

主要诉求人群 体形肥胖的人、健美健身运动员、单纯追求以瘦为美的人

减脂并不是想减哪里就减哪里

很多减脂的人会问，我的肚子肉太多了，能只减肚子上的肉吗？是不是只做仰卧起坐就行了，不想做别的训练。其实这样是不对的，人们在减脂过程中并不存在想减哪里就减哪里的说法，身体每个部分都是相关联的，所以不可能说就想减肚子，然后不做其他训练。

我们在练习时要制订全身性的锻炼计划，并且还要注意一些有氧锻炼方式，这样全身都能得到充分的锻炼，腹部的脂肪也会得到燃烧。

设定自己的减脂目标

这个目标应该分为长期的和短期两种，计划一定是合理的。比如：

小张，男士，身高175厘米，体重88千克，腰围98厘米。

想要减脂，初期就要计划减重目标（如减至80千克），大概用多长时间（3个月），平均每个月大概需要减多少（2.7千克）。

检查目标的可执行性，制订的计划一定是可以达到的，而且要考虑到平台期。由于身体是个复杂的系统，当发生一些改变时，总会产生保护性的抑制，以阻止这种情况的改变。不管是饮食调整还是运动减脂，都会遇到平台期，因此，平台期会不如刚开始制订计划时进展的那么顺利，这就需要制订计划的时候要考虑周全。

制订适合自己的饮食计划

找到适合自己的

对于减脂期饮食计划的制订，众说纷纭，五花八门，找到适合自己的才最重要。在最初阶段，首先不是要考虑怎么吃减脂餐，而是要建立健康的饮食习惯。如果连炸薯片、巧克力、奶茶、可乐这些没有营养又容易发胖的饮食都舍弃不了，那么谈减肥就有点无稽之谈了，后续的减肥无疑也会草草了之。

控制饮食、减少热量摄入

控制饮食、减少热量摄入是减脂的重要环节。无论是大体重基数还是轻微肥胖，开始阶段的饮食控制是最见成效的。这也是建立减脂信心的重要阶段。

减脂计划最好的做法是要客观

每个人的身高、体重、年龄、性别、身体状况不同，制订的计划肯定是不同的，这就要求设定符合自身情况的目标，不要好高骛远。

制订适合自己的运动计划

运动的种类很多，无氧、有氧，HIIT（高强度间歇训练）、循环训练，在这个阶段没有绝对的训练方法，只要你喜欢，这种运动你能适应就是合适的减脂方式。当然执行其中一个计划并不意味着必须长期不改变，你可以在任何时候根据自己的训练重点做出调整。

你可以制订这样的有氧运动计划：

5 ~ 10 分钟热身 +5 分钟快走 +30 分钟匀速跑 +5 分钟快跑 +5 ~ 10 分钟拉伸
也可以 *骑 30 分钟自行车 +2 组负重深蹲 +2 组波比跳*

总之，方法灵活多变，这样的方式减脂的同时也不会让自己觉得枯燥。每周可以练 3 ~ 4 次的有氧运动，每次 30 ~ 60 分钟，这样才能尽快地把覆盖在腰肌上的脂肪层变薄。当减肥成为主要目标时，饮食也必须注意。

中低水平的热量摄入加上大量的有氧运动可保证计划的成功。当然在减去的体重中不可避免地包括一些肌肉成分。大量的有氧耐力运动可使肌肉的代谢产生一些细微变化。负责输送氧气的慢肌纤维会得到发展，而负责力量的快肌纤维会有所减弱。这时你可能举不起以往能够举起的重量，此阶段不能完全放松力量练习，每周要保持两次中等强度的练习，间隔不超过 3 天。其中一次主要练下肢，另一次练上肢。以下减脂计划，可供参考：

减脂	饮食	运动
第 1 天	高蛋白低碳水饮食模式（p50）	上肢力量训练 +30 ~ 45 分钟的有氧运动
第 2 天	高蛋白低碳水饮食模式（p50）	休息
第 3 天	高蛋白低碳水饮食模式（p50）	核心肌群力量训练 +30 ~ 45 分钟的有氧运动
第 4 天	高蛋白低碳水饮食模式（p50）	休息
第 5 天	高蛋白低碳水饮食模式（p50）	上肢力量训练 +30 ~ 45 分钟的有氧运动
第 6 天	高蛋白低碳水饮食模式（p50）	休息
第 7 天	高蛋白低碳水饮食模式（p50）	核心肌群力量训练 +30 ~ 45 分钟的有氧运动

我要增肌

目的	提升身体素质，增强肌肉含量，让肌肉坚实，以助身体的协调、力量的提升
主要诉求人群	几乎适用于所有人

设定增肌目标

增肌目标的设定相比减脂没有那么直观，减脂可以简单地用体重来衡量，增肌不可能通过自己增长了多少千克的肌肉来判断，但增肌可以改变体脂率，或者从自身肌肉的紧致程度来简单判断自己是否增肌。增加肌肉力量可以提高身体吸收肌肉纤维的能力，特别是那些使体形看起来宽大的肌肉纤维。

合理增肌的运动计划

任何计划都不是一成不变的，不管是减脂还是增肌，想要出效果也不是一蹴而就的，都需要循序渐进，逐步地安排实施计划。想要达到好的增肌效果，对于新手来说就要先做肌肉基础训练计划，然后实施肌肉进阶训练计划。

1 肌肉基础训练

不管是以哪种形式增肌，有器械增肌还是无器械增肌，对于刚开始入门的人来说，都不容易，因此就需要训练者打好基础。这个基础应该有核心肌群的训练，也就是让自己训练时稳固，掌握一定的运动技巧，保护自己不受伤。

2 肌肉进阶训练

进入增肌进阶阶段，就需要让自己逐渐增加训练重量，不要始终停留在10千克以下的器械锻炼重量。我们的身体只有接受到更大重量的刺激后，肌纤维才会得到撕裂再生，这样才可以得到更好的增肌效果。但需要注意的是，训练量的提升不光指机器重量，还应该有锻炼的组数、锻炼的次数，只有全面调整训练强度，才会让机体变得更加强大。在肌肉增长阶段饮食热量的设定不要过于严格，因为只有身体处于"正平衡"的状态，肌肉才有可能增长。

增肌计划参考（增肌初期）

增肌初期	饮食	运动
第1天	限热量平衡膳食（p36）/5+2 轻断食（p60）	上肢力量训练
第2天	限热量平衡膳食（p36）/5+2 轻断食（p60）	休息
第3天	限热量平衡膳食（p36）/5+2 轻断食（p60）	核心肌群力量训练
第4天	限热量平衡膳食（p36）/5+2 轻断食（p60）	休息
第5天	限热量平衡膳食（p36）/5+2 轻断食（p60）	上肢力量训练
第6天	限热量平衡膳食（p36）/5+2 轻断食（p60）	休息
第7天	限热量平衡膳食（p36）/5+2 轻断食（p60）	核心肌群力量训练

注：想要采取 5+2 轻断食模式，就需要将断食日与休息日安排在同一天。

增肌计划参考（增肌进阶）

增肌进阶	饮食	运动
第1天	高蛋白饮食（p50）	上肢力量训练
第2天	高蛋白饮食（p50）	休息
第3天	高蛋白饮食（p50）	核心肌群力量训练
第4天	高蛋白饮食（p50）	休息
第5天	高蛋白饮食（p50）	上肢力量训练
第6天	高蛋白饮食（p50）	休息
第7天	高蛋白饮食（p50）	核心肌群力量训练

| 目的 | 提升身体素质，塑造身体完美线条，增强力量 |
| 主要诉求人群 | 健美人士，有减脂需求的人士 |

全面发展，局部塑形

很多人既想减脂又想增肌，其实这并不矛盾，想要更高的目标就需要付出更多的努力，在运动上既要燃烧脂肪，同时也要保持肌肉不流失。这就要求人们要将有氧运动和力量运动的时间规划好，同时对饮食也要有更严格的要求，低碳水对减脂瘦身有明显的效果，但对增肌却有反作用。因此，需要调整饮食模式，将高蛋白低碳水饮食，调整为高蛋白正常碳水的饮食，或者采用平衡膳食的方式。

怎样制订自己的减脂增肌计划

对于想要塑形的人来说，每个人的需求也是不同的，有的人想要 A4 腰（A4腰是指比竖放的 A4 纸还要窄的腰宽），有的想要"马甲线"，有的想要健美的胸部……目标不同计划制订自然也就不同，当然需根据自己的实际需要来制订。

那么对于减脂增肌来说选择什么样的运动合适呢？很多观点都说有氧运动会燃烧脂肪，但又促进肌肉流失。这里要强调一点，这是对于有很大肌肉基础的人来说，对于普通运动者，或者不经常运动的运动小白，不存在这样的现象。就像很多女人担心跑步会使自己的小腿变粗一样，小腿变粗说明小腿肌肉纤维变大，这是一个增肌过程。所以当你没有运动基础时，运动即合理。当然随着训练的增多，身体对训练的要求也逐渐严格，也需要及时调整运动方式，改变相应模式，增加力量训练的组数、重量等。

以瘦肚子为主的减脂增肌计划参考

增肌初期	饮食	运动
第 1 天	限热量平衡膳食（p36）/5+2 轻断食（p60）	45 分钟有氧训练
第 2 天	限热量平衡膳食（p36）/5+2 轻断食（p60）	腹部 HIIT
第 3 天	限热量平衡膳食（p36）/5+2 轻断食（p60）	休息
第 4 天	限热量平衡膳食（p36）/5+2 轻断食（p60）	腹部 HIIT
第 5 天	限热量平衡膳食（p36）/5+2 轻断食（p60）	休息
第 6 天	限热量平衡膳食（p36）/5+2 轻断食（p60）	有氧训练 + 腹部 HIIT
第 7 天	限热量平衡膳食（p36）/5+2 轻断食（p60）	休息

以瘦手臂为主的减脂增肌计划参考

增肌进阶	饮食	运动
第 1 天	限热量平衡膳食（p36）/5+2 轻断食（p60）	45 分钟有氧训练
第 2 天	限热量平衡膳食（p36）/5+2 轻断食（p60）	45 分钟有氧 + 瘦手臂计划（比如 4 周打败"蝴蝶袖"）
第 3 天	限热量平衡膳食（p36）/5+2 轻断食（p60）	休息
第 4 天	限热量平衡膳食（p36）/5+2 轻断食（p60）	45 分钟有氧训练计划 + 瘦手臂计划
第 5 天	限热量平衡膳食（p36）/5+2 轻断食（p60）	休息
第 6 天	限热量平衡膳食（p36）/5+2 轻断食（p60）	45 分钟有氧训练 + 瘦手臂计划
第 7 天	限热量平衡膳食（p36）/5+2 轻断食（p60）	休息

那些似是而非的减肥方法，你还在用吗

近年来，随着大家对减肥需求的增加，很多"减肥大法"也大行其道。吃肉减肥法、史前饮食法、不吃晚餐减肥法……方法层出不穷，花样百出，这些减肥法的效果到底如何，下面我们一起来看看。

吃肉减肥法

吃肉减肥法，也就是我们经常听到的"生酮饮食"减肥法。生酮饮食是一种典型的极低碳水、中蛋白、高脂肪的饮食方法。通过降低碳水化合物的摄入，让身体以为正处于饥饿状态。此时身体为了维持正常的生命体征，会促使脂肪氧化分解供能，因此在这个状态下，脂肪大量分解供能，就可能因为氧化不全而产生大量酮体，酮体也会代替血糖来给身体提供热量，也就是说整个身体几乎完全靠燃烧脂肪来维持机能，这就是所谓生酮饮食燃烧脂肪的原理。

生酮饮食三大营养素占总摄入热量的比例：

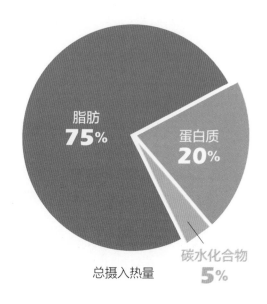

脂肪 **75%**
蛋白质 **20%**
碳水化合物 **5%**
总摄入热量

这是一种极端的低碳水饮食的减肥方式，其实这种饮食方式刚开始被研究出来是治疗"癫痫"的。当人们采用生酮饮食以后，大脑使用酮体而不是葡萄糖作为热量来源，而酮体恰恰能够减少或停止癫痫病的发作，这时人体就处在一种"酮症"的状态，改变大脑代谢模式以后，使得癫痫病患者发作减少甚至完全控制。这和癫痫的发病机理有关，但也只是当时医疗技术不够发达时医生被迫使用的一种手段。

"生酮饮食法"的原则是极高脂肪、极低碳水化合物摄入。但可导致血管阻塞，同时也会增加肝病、肾病等多种风险。长期摄入动物脂肪、奶油等高脂肪食品，会对心血管造成很大伤害，过多的脂肪沉积在血管壁上，久而久之使血管弹性减弱、血管变窄、甚至阻塞，导致高血压、冠心病等症状发生，脂肪在肝脏中沉积过多，也会导致脂肪肝的发生。因此，这种"高脂极低碳"的极端饮食模式弊大于利，大家不要盲目跟风。

不吃晚餐减肥法

不吃晚餐减肥法，在模特圈比较流行，一些健身者也用这种方法来降低体脂率。这是一种无痛的减肥方法，对于那些体力活动少的人来说，不吃晚餐是一种很受欢迎而且比较有效的减肥方法。

其实这是节食减肥的一种，有的减肥者只是暂时性的体重下降，但同时新陈代谢也会随之下降。经过长时间的空腹，严重者还会引发一系列胃肠疾病，以及内分泌紊乱等现象。减肥效果也不明显。对于运动者来说，很多人白天没有时间，都是傍晚进行训练。如果训练后什么都不吃的话，训练后非常宝贵的营养窗口期就白白浪费了。

对于普通减脂的人来说，这样的方式也不利于长期坚持，不吃晚餐的减脂效果会随着时间的推移而慢慢消失。一旦将进餐时间调整正常，也会出现反弹现象。

对于增肌阶段的人来说，不吃晚餐减肥法的适用性就更加有限了。

会吃饭

不挨饿、轻松瘦

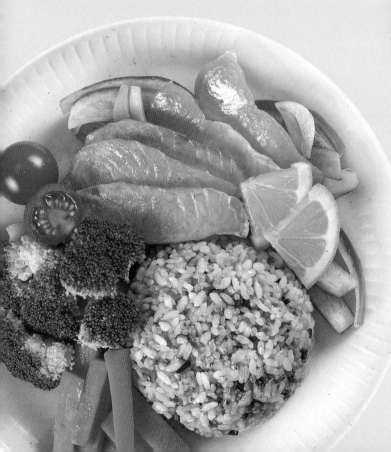

超有效！限热量平衡膳食减重法

算算自己每天需要多少热量

通常把营养物质分为蛋白质、脂肪、碳水化合物、矿物质、维生素、膳食纤维、水七大类。蛋白质、碳水化合物、脂肪是三大供能物质，提供给人体热量。而矿物质、维生素和水从热量角度来讲，不含有热量，不供能，所以吃再多也不会胖。

对于减脂增肌的人来说，谈热量控制，我们只需要把三大营养素蛋白质、脂肪、碳水化合物控制好了就可以了。

计算自己的基础代谢

基础代谢是机体在基础状态下的热量消耗，主要用于维持血液循环、呼吸、体温等基本生命活动。是人体在清醒时的最低热量代谢水平，一般占总热量消耗的60%左右，日常活动量占总体热量消耗的15%～30%。除了基础代谢外，日常活动是人体热量消耗的主要方面。

一般情况下，基础代谢率受性别、年龄等因素影响。同一性别、体重和年龄组的正常人基础代谢率很接近，其中约90%以上的人代谢率与平均值相差不超过15%，故临床上以此百分值作为正常值的界限，超过这一界限就被认为基础代谢异常。计算基础代谢的公式目前有很多，我们这里选择毛德倩公式。

毛德倩公式	这个公式是用400个中国南北方人的实测数据为基础推导出来的，其他很多流行的公式不是针对中国人，误差很大。这个公式也有一定的局限性，但对于普通减脂的人群来说是很有参考价值的，具体可以表述为：

男：（48.5×体重（千克）+2954.7）/4.184
女：（41.9×体重（千克）+2869.1）/4.184

选取活动因数

根据以下表格确定一个适合自己的活动因数，活动因数越大表示你每天消耗的热量越多，所以为了减肥，宁愿选小也别选大了。

生活工作方式	职业或人群	活动因数
长期休息、卧床	老年人或卧床病人	1.2
久坐，无体力劳动	白领，宅男宅女	1.4 ~ 1.5
常坐，有时走动或站立	学生、司机、装配工人	1.6 ~ 1.7
市场站立，经常来回走动	销售人员、交易员、接待员	1.8 ~ 1.9
重体力劳动	工人、农民、矿工、运动员	2.0 ~ 2.4
经常锻炼（每周 4 ~ 5 次，每次 30 ~ 60 分钟）		+0.3

计算每日消耗的热量

比如性别女，65 千克，代入毛德倩计算公式可得：

$(41.9 \times 65 + 2869.1) / 4.184 \approx 1337$

也就是说基础代谢率是 1337，办公室人员，保守选取活动因数为 1.4，每周健身 3 次，那么每天消耗热量就是

$1337 \times (1.4 + 0.3) \approx 2273（千卡）$

这个数据就可以清楚地知道，对于 65 千克，每周健身 3 次的人来说基本吃 2273 千卡的热量可以满足身体的需要。但是对于想要减脂或者增肌的人来说，这个热量是不可以的，也就是我们需要制造一定的热量缺口或热量盈余。怎样制造这个热量缺口呢，请看下一节。

限热量平衡膳食的三种方法

热量的限制方法

限热量平衡膳食目前主要有三种类型，无论哪种类型，其主要都是通过降低饮食热量，营造热量缺口，具体根据自己的喜好，选择最适合自己的就好。

1 在目标摄入量基础上
按一定比例递减（减少 30% ~ 50%）

2 在目标摄入量基础上
每日减少 500 千卡左右

3 每日供能 1000 ~ 1500 千卡

也就是说，通过上述 3 种方法都可以达到减脂效果。

比如选择第一种方式，以上一节为例，就可以减少 30% 的摄入量，也就是可以吃 2237 × （1-30%） ≈ 1566 热量的食物。选择第二种和第三种，也可以相应的自己计算一下。

计算之后的结果会出现轻微差别，但都可以达到减脂效果，只是时间问题。无论哪一种方案，都可以让你健康而稳步地减脂。

减脂期三大营养素应该怎么调控

脂肪
脂肪摄入量
占总摄入量的
20% 左右

脂肪供能比例应与正常膳食（脂肪摄入量占总摄入量 20% ~ 30%）一致，过低或过高都会导致膳食模式的不平衡。据相关报道，补充海鱼或鱼油制剂中的 n-3 多不饱和脂肪酸对肥胖者动脉弹性、收缩压、心率、血甘油三酯及炎症指标等均有明显改善，可增强限热量平衡膳食的减重效果。

蛋白质

蛋白质摄入量
占总摄入量的
30% 左右

由于此种方法降低了摄入的总热量，必然导致产热的宏量营养素摄入降低，应适当提高蛋白质供给量比例（蛋白质摄入量为 1.2 ~ 1.5 克 / 千克，或占总摄入量的15% ~ 20%），这样就能在减重过程中维持氮平衡。不同来源的蛋白质减重效果可能不同，有研究发现大豆蛋白（豆制品类）的减脂作用优于酪蛋白（牛奶类），且其降低血液中总胆固醇和低密度脂蛋白胆固醇的作用也更明显。

碳水化合物

碳水化合物摄入量
占总摄入量的
50% 左右

根据蛋白质、脂肪的摄入量来确定碳水化合物的供给量（占总摄入量 40% ~ 55%）。过高或过低都将导致膳食模式不平衡。碳水化合物的来源参照《中国居民膳食指南》，以淀粉类碳水化合物为主，保证膳食纤维的摄入量 25 ~ 30 克 / 日。严格限制单糖、双糖食物或饮料的摄入。

来源
粮食中如大米、面粉及其制品，还有薯类、其他谷类、根茎类食物，以及各种单糖或双糖，如葡萄糖、蔗糖、乳糖、麦芽糖、蜜糖、果糖等。

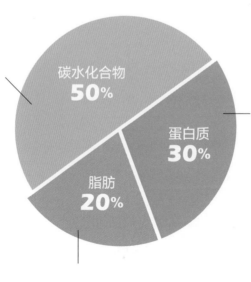

来源
一种是动物蛋白质，如禽、肉、鱼和蛋及其制品；另一种是植物蛋白质，主要来自粮谷类食物和豆制品。通常动物蛋白质要比植物蛋白更好吸收。蔬菜与水果中的蛋白质很少。

来源
动物脂肪：如猪油、牛油、羊油、奶油和鱼油等。
植物脂肪：如大豆油、花生油、菜籽油、玉米油、橄榄油和茶籽油等。

学会食物交换份，减脂饮食不单调

吃得少，不如吃得巧

大家已经知道三大营养素一天都应该吃多少了，但很多人还会有疑问，总不能每天抱着食物秤吃饭吧，也不能每天拿着《食物成分表》算热量吧，即使现在各类软件很方便，我也不能吃一顿饭记录一顿营养成分吧？这还怎么愉快地生活。

食物交换份配餐法则

营养中应用最普遍的配餐方法是食物交换份法，通常以90千卡的食物为1份。也就是说，如果一名有减脂需求的女性每天需要摄入1800千卡，那么她应吃20份；男性按每天摄入2100千卡计算，则约需要吃23份。通常我们将食物交换份表分为以下5类：

1 谷类及薯类
米面、杂粮、土豆、甘薯、芋头等

2 动物性食物
肉、禽、鱼、蛋、奶

3 豆类及制品
大豆及其他杂豆类（干品）

4 蔬菜水果类
鲜豆类、根茎类、叶菜类、茄果类

5 纯热量食物
动物性油脂、淀粉、食用糖

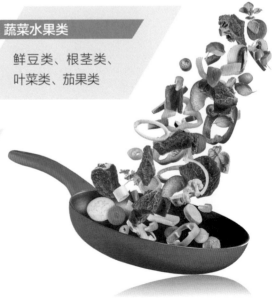

常吃的食物 90 千卡的对应量

等值谷薯类交换表			
食品	重量（克）	食品	重量（克）
鲜玉米	200	高粱米、玉米糙	25
土豆、红薯、紫薯	100	干粉条、干莲子	25
烧饼、油饼、馒头	35	面粉、玉米面	25
咸面包、窝窝头	35	油条、油饼、苏打饼干	25
生面条	35	混合面	25
大米、小米、糯米	25	燕麦片、荞麦面	25
绿豆、红豆、干豌豆	25	各种挂面、龙须面	25

注：每份谷物提供蛋白质 2 克，碳水化合物 20 克，热量 90 千卡。

等值蔬菜交换表			
食品	重量（克）	食品	重量（克）
大白菜、圆白菜	500	豆芽、鲜蘑菇	500
韭菜、茴香	500	白萝卜、柿子椒、茭白、冬笋	400
西葫芦、番茄、冬瓜	500	扁豆、洋葱、蒜薹	250
芹菜、生菜、油菜、菠菜	500	胡萝卜	200
黄瓜、茄子、丝瓜	500	山药、藕、荸荠	150
南瓜、菜花	350	百合、芋头	100
鲜豇豆、扁豆、四季豆	250	毛豆、鲜豌豆	70

注：每份蔬菜类食物提供蛋白质 5 克，碳水化合物 17 克，热量 90 千卡。

等值水果交换表

食品	重量（克）	食品	重量（克）
西瓜（带皮）	500	葡萄（带皮）	200
草莓	300	橘子、橙子、柚子	200
李子、杏	200	猕猴桃（带皮）	200
梨、桃、苹果（带皮）	200	番茄、香蕉、鲜荔枝	150

注：每份提供蛋白质 1 克，碳水化合物 21 克，热量 90 千卡。

等值大豆交换表

食品	重量（克）	食品	重量（克）
豆浆	400	豆腐丝、豆腐干	50
南豆腐	150	大豆、大豆粉	25
北豆腐	100	腐竹	20

注：每份大豆提供蛋白质 9 克，脂肪 4 克，碳水化合物 4 克，热量 90 千卡。

等值肉蛋类交换表

食品	重量（克）	食品	重量（克）
水浸海参	350	鹌鹑蛋、鸡蛋（带壳）、鸭蛋、松花蛋	60
鸡蛋清	150	排骨、猪瘦肉、羊肉、牛肉	50
兔肉	100	鹅肉、鸭肉	50
蟹肉、水浸鱿鱼	100	熟酱牛肉、酱鸭	35
虾、鲜贝	100	熟叉烧肉（无糖）、午餐肉	35
大黄鱼、鳝鱼、黑鲢鱼、鲫鱼	100	半肥半瘦猪肉	25
草鱼、鲤鱼、比目鱼、带鱼	80	熟火腿、香肠	20

注：每份肉蛋类提供蛋白质 9 克，脂肪 6 克，热量 90 千卡。

等值奶制品交换表

食品	重量（克）	食品	重量（克）
牛奶	160	脱脂奶粉	25
羊奶	160	奶酪	25
酸奶（无糖）	130	奶粉	20

注：每份奶制品提供蛋白质 5 克，脂肪 5 克，碳水化合物 6 克，热量 90 千卡。

等值油脂交换表

食品	重量（克）	食品	重量（克）
西瓜子	40	黄油（1 汤勺）	10
葵花子（带壳）	25	玉米油、菜籽油（1 汤勺）	10
核桃、杏仁、花生米	15	大豆油（1 汤勺）	10
花生油、香油（1 汤勺）	10	猪油、羊油、牛油（1 汤勺）	10

注：每份油脂类提供脂肪 10 克，热量 90 千卡。

注：以上表格来源于中国糖尿病杂志《糖尿病食品交换份在临床应用的观察》，作者刘存英、于康、杜寿玢等。

怎样用食物交换份法配制食谱

通过以上的表格可以发现：同样是 90 千卡的食物，体积大小却有很大的差异。利用食物交换法配制食谱原则：

1. 同类食物间进行交换，不同类食物不能交换。

2. 膳食应根据个人体重、身高、年龄、运动强度进行调整。

3. 控制脂肪、肥肉、煎炸和甜食的摄入，少盐。

4. 每餐应必备蔬菜、肉类，以及适量的主食。

热量 （千卡）	交换 单位	谷薯类		蔬果类		肉蛋类		豆乳类		油脂类	
		重量 （克）	单位	重量 （克）	单位	重量 （克）	单位	重量 （克）	单位	重量 （克）	单位
1200	14	150	6	500	1	150	3	200	2	20	2
1400	16	200	8	500	1	150	3	200	2	20	2
1600	18	250	10	500	1	150	3	200	2	20	2
1800	20	300	12	500	1	150	3	200	2	20	2
2000	22	350	14	500	1	150	3	200	2	20	2
2200	24	400	16	500	1	150	3	200	2	20	2

不同热量配制食谱举例

利用食物交换份法配制食谱举例

某成人全天需热量 1600 千卡，利用食物交换份法为其配餐。通过查看上述表格可知，需要 18 个食物热量等值交换份，其中谷薯类食物 10 个交换份，蔬果类食物 1 个交换份，肉蛋类食物 3 个交换份，豆乳类食物 2 个交换份，油脂类 2 个交换份。

具体到每类食物的选择上，则应吃谷类食物 250 克，蔬果类安排 500 克，肉蛋类食品可选用大鸡蛋 1 个、猪瘦肉 50 克，豆类选豆腐 100 克，乳类选牛奶 1 袋（250 克），油脂选用植物油 20 克，把这些食物安排到一日三餐中，即完成了配餐。

一日三餐吃多少

俗话说"早吃饱，午吃好，晚吃少"。那么怎样吃好三餐，如何调配三餐的摄入量呢？可以简单地用3：4：3的比例来分配三餐。

早餐注重蛋奶组合

早餐对健康非常重要，不吃早餐会令人更易肥胖，这是因为身体感觉特别饥饿时食量会增加，新陈代谢效率降低，脂肪更容易堆积。研究发现，早餐摄入充足的蛋白质后更不容易饥饿，而且一天的精力也充沛。

不吃早餐，或者早餐中的碳水化合物不足，哪怕中午补偿性地吃一顿午饭，晚上的高强度耐力运动效率也会显著降低，运动后会更容易疲劳。也就是说，早餐不吃，或者碳水化合物主食吃不够，会影响晚上的运动效率、增加运动的痛苦感，间接地影响减脂增肌及体能训练的效率。

一般来说，比较推荐早饭的营养组成是：

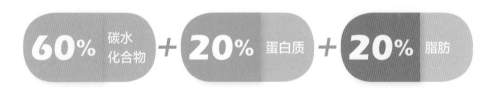

可粗略估计为：一杯牛奶 + 两片面包 + 一个鸡蛋。

午餐注重荤素搭配，主食要杂

午餐是每天最重要的一餐。午餐的食物既要补偿上午的热量消耗，又要为下午的工作和学习做好必要的储备，那么怎样吃午餐，才能真正起到承上启下的作用呢？午餐所提供的热量应占全天总热量的40%。

1 注意荤素搭配，小红（肉类）+ 小绿（蔬菜）

2 主食要杂，最好正餐的主食不只是1种，2种以上更健康，更有利于补充体力。如半碗米饭 +1 根玉米等一般来说，比较推荐的午餐营养组成是：

举例：1 碗杂粮米饭 + 猪肉炒胡萝卜 + 拌菠菜豆腐丝 + 香菇油菜。

晚餐七八成饱，时间要早

晚餐，设定的比例是30%左右，相对于午餐来说就是75%的热量，很多人会说晚餐只吃些素菜就可以了，其实晚餐同样要吃肉，但可以吃一些相对容易消化的白肉，也就是鱼虾肉、贝类等。这样既补充了基本营养，又不会对肠胃造成太大的负担。

时间要早，一般建议晚饭时间设定在18：00左右，对于很多上班族来说可能有些来不及，可以稍微后移一点，但20：00后就不要再进食了。

一般晚餐可以按照下面的比例来搭配：

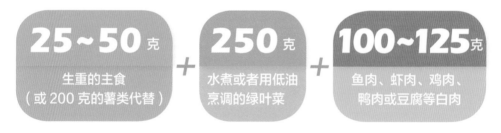

举例：小米绿豆粥 + 蒸紫薯 + 清蒸鲈鱼 + 凉拌双花。

加餐要加天然食品

在减脂的过程中由于膳食摄入量比平时少了很多，肯定会感觉到饿，如果在两餐之间加餐，就会减少饥饿感，不至于暴饮暴食。可以吃点零食加餐，但零食的热量别忘了算到一天总热量中，也可以选择低糖水果（如草莓、番茄、猕猴桃、桃子、李子、柚子、樱桃、菠萝、青苹果、梨等）、低脂牛奶、少量坚果等作为热量补充。

实在不想算热量，每天吃够 25 种食物

一般人吃饭的量是一定的，每个人的胃容量也是多年形成的，多吃碳水化合物和脂肪含量高的食物，摄入的热量就高，很容易胖。如果增加食物的摄入种类，多吃饱腹感强、热量低的食物，或者说比较占肚子的食物，多吃蔬菜、肉类、水果，把精米白面用南瓜、胡萝卜、土豆等代替一部分，这样，既能吃饱肚子，不感到难受，又不会摄入过高的热量。

在每天的日常饮食中，可将多种蔬菜一起焯烫一下吃，食物的种类越多，平均摄入每种食物的总量就比较少，这样肉类和脂肪的量就减少了，摄入的总热量自然就低。总之，一日三餐的食物种类要多，且注意选择体积大、饱腹感强、热量低的食物，来达到平衡膳食的要求。

25 种食物怎么吃

早餐 5～8 种食物：例如，1 个花卷，1 盘小菜（拌三丝），半杯牛奶，1 个鸡蛋。

午餐 8～12 种食物：例如，杂粮饭半碗，菌菇三样 100 克，炒双花 150 克，酱牛肉 80 克，紫菜蛋花汤 1 碗。

晚餐 5～8 种食物：例如，素食沙拉。

加餐 1～2 种食物：坚果 20 克或水果 200 克（也可以混合蔬果汁）。

陈伟有话说

是否可以无限制地吃蔬菜

人们都知道，蔬菜的热量很低，有些读者朋友可能要问了，如果我很饿很饿，能不能大量、无限制地吃蔬菜呢？一般来说，常见的蔬菜不会对身体造成损伤。但是，如果吃的蔬菜纤维太粗，比如每天摄入 1000 克芹菜或韭菜，因为它们的纤维很粗，摄入以后容易产生胀气、胃灼热等不适感。此外，还要注意根茎类蔬菜，如南瓜、土豆、芋头、红薯等，含有很多碳水化合物，也不能就选这一类食物无限制地吃，热量也很高，并且营养不均衡。所以，任何一种或一类食物摄入太多都不好，均衡营养是关键。每天食用的蔬菜品种要多要杂，绿叶蔬菜最好每天都有。

均衡饮食

新鲜的蔬菜、水果、大豆及其制品是平衡膳食的重要组成部分。蔬菜水果是维生素、矿物质、膳食纤维的重要来源。奶类富含钙，是优质蛋白质和 B 族维生素的重要来源。每日需要摄入的食物种类最好包括以下五类。

提供淀粉的主食

包括大米、全谷、杂豆、紫薯、山药、土豆等。

提供膳食纤维和维生素的食物

包括水果、蔬菜等。对于减肥者来说，深绿色带叶蔬菜（营养素密度很高）应当在总蔬菜摄入中占一半。减重巩固期间，每天200 克的水果不能少，可以分开在最饥饿的时候享用，不仅补充膳食纤维，还可以调节饥饿状态。

提供大量蛋白质的食物

包括畜、禽、鱼、蛋类。水产类脂肪含量相对较低，且含有较多的不饱和脂肪酸，是减脂首选。

提供优质蛋白质并且富含钙的食物

包括奶类、豆制品、坚果等。奶类是钙和蛋白质的重要来源，而且可以促进肌肉生长。大豆类制品可以补充氨基酸种类；坚果可以平衡必需脂肪酸和蛋白质的摄入量。

富含特殊健康价值成分的菇类

食用菌富含菌类多糖，菌类多糖被证明具有调节免疫力、调节血脂、抗癌、抗血栓等作用。蘑菇等菇类膳食纤维比较细，具有很好的吸水、吸附作用，用来做成菌汤，在胃里可以占据很大的空间。

总量一定不能变

每天摄入多少热量，盘子中的总量一定不能变，吃了这一种，就要换掉另一种，或者另一种减少数量。如果吃了粗粮，就要减少精白米面；如果吃了鱼肉，就要减少畜肉。

健身前后应该这样吃

训练前应该吃东西吗？吃什么？怎么吃？其实很多人都不知道他们在训练之前是否必须要吃东西。其实很简单，记住两点：训练时间以及训练强度，根据这两个指标确定是否要在锻炼之前进食。

健身前根据距离健身时间选择进食

健身前 **3** 小时

常规进食一餐的量，不需要有任何区别。例如：现在 12 点，你打算下午 3 点左右去锻炼，基本可以照常规量吃午饭。

健身前 **2** 小时

要以碳水化合物为主，以及一点点蛋白质和脂肪就好。例如：1 个水果加一小盒酸奶；或者 1 ~ 2 片面包（当然低脂低糖少盐的最好）。

健身前不到 **1** 小时

主要是碳水化合物。例如：容易消化、膳食纤维少的小水果或者纯果汁。如果是早起健身，早上没有食欲，也可以喝一杯纯果汁补充下营养和水分，等健身后吃早饭。

健身前 **1** 小时

吃一些膳食纤维含量高，血糖生成指数低的主食。例如：一小杯燕麦片（燕麦片热量低，饱腹感很强，膳食纤维含量高，是推荐的健康主食之一）或者一片面包等。

健身后可根据训练强度和时间选择进食

充分运动之后，如果到正餐时间，就可以直接吃正常量的一餐了。

如果这时已经过了前一餐，又还没有到下一餐吃饭时间，可以有两种选择：

(1) **健身量比较低的**

例如随便骑自行车遛一圈，不饿时就没必要吃任何东西。

(2) **健身量中等或偏高的**

高强度运动后的 30 分钟内需要补充蛋白质，来提高肌肉修复速度。一般推荐补充 0.2 ~ 0.3 克蛋白质／千克体重。简单可估算为 15 ~ 20 克蛋白质。

运动前、中、后怎么饮水

运动时要确保身体有足够的水分，那么应该怎样补水，以下可以参考：

1

运动前

运动前 2 小时补充 500 毫升左右水分。

2

运动期间

每 15 ~ 20 分钟补充一次，每次补充 50 毫升左右。

3

运动后

根据运动期间体重下降多少补充多少水分（锻炼之前和之后称量体重），每下降 1 千克大约补充 1000 毫升水分。

运动后要喝运动饮料吗

如果锻炼在 1 小时以内，喝水保持身体水分就可以；如果运动时间超过 1 小时，需要补充电解质，主要是矿物质，如钠、钾和镁，它们可以帮助保持身体水分。当出汗失去这些矿物质时，需要寻找含有电解质的饮料，如运动饮料或椰子水。

运动期间怎么选择水果

有研究表明，很多水果对促进肌肉恢复和辅助减肥减脂有比较好的效果。樱桃、李子、蓝莓、黑加仑、石榴和树莓这些酸酸甜甜的果子，能促进运动后肌肉状态的恢复，尤其是在运动前后吃，效果更佳。

想要通过补充水果来帮助肌肉恢复，该吃多少水果

一般来说，在运动前后补充 30 ~ 50 克的樱桃、黑加仑、树莓等，或者将这些量的水果和其他水果、营养补剂一起打成奶昔，或者打成 500 毫升以内的果汁饮用，就能起到不错的恢复效果。从吃的时间上来说，运动前后 1 小时内摄入效果比较好。

万卡定律教你不用饿肚子，也能把体重拉下来

什么是万卡定律

什么叫万卡定律呢？就是当消耗量和摄入量的热量缺口，每积累到一万千卡，就可以减 1 ~ 2 千克的体重，这就是万卡定律。

举个例子，人体正常每天至少需要摄取 1500 千卡热量。一个 60 千克标准体重的人，在休息时，一天需要 1500 ~ 1600 千卡热量；如果是中等活动量，一天需要 1800 ~ 2000 千卡。对于中等活动量，正常摄入 1800 ~ 2000 千卡热量的人来说，如果每日制造 500 千卡的热量缺口，那么连续 20 天，便可累积到 1 万千卡的热量，也就是能相应减重 1 ~ 2 千克。

所以，其实你只要每天少摄入一点点，在不会感觉到饥饿的前提下，只要坚持，等积累到一万千卡的时候，你的体重自然会降低。

基于万卡定律，制订减肥计划

基于"万卡定律"，可以制订你的减脂计划。前提是在安全的模式之下进行，也就是科学营养减重。一般有三个方法，"高蛋白，低碳水""5+2 轻断食""限热量平衡饮食"，其实无论使用哪一种方法，都可以达到减脂效果。但可以把三种方法科学合理地结合起来，这样减脂时很轻松、不枯燥，还可以轻松度过平台期。具体方法，将在后面章节里介绍。

万卡定律更适合上班族

上班族在家吃饭的时间比较少，所以饮食调控不是很容易，但记住万卡定律，减少热量摄入。同时做到心中有数，知道自己哪些是该吃的，哪些是不该吃的。学会自制，对于不该吃的食物要尽量少吃，或者采用一些相对健康的吃法，比如可以先在酒桌上有意识地先吃一点青菜，然后再喝一点汤。最后再吃那些高脂肪类的食物，把高热量的食物放在后面吃也有助于维持体重。

超简单！高蛋白减肥法

高蛋白减肥法为什么更适合减脂增肌

高蛋白减肥法，即高蛋白低碳水化合物的减重方式，这是一种盛行于欧美国家的减重方式。它要求我们每天膳食中，蛋白质的供能比占每天总膳食的25%～30%，碳水化合物低于50%，其余为脂肪，严格执行这一膳食比例，就能够在3～6个月内实现较为快速的减重。快速到什么程度呢？快速到每个人每个月如果严格执行高蛋白减肥法，都能减重5千克。注意，这不是个别人的成功，而是所有人都能实现的成功。

蛋白质食物在体内消化时间长

常有人抱怨刚吃完就饿了，还有人觉得吃完后肚子胀，不消化。这是因为不同食物需要的消化时间不同。

从表格中，我们可以看出蛋白质、脂肪的消化时间最长，也就是最抗饿，谷物次之，水果蔬菜的消化时间最短。

食物	消化时间（小时）
水果	0.5～1
蔬菜	0.75～2
谷物	1.5～3
蛋白质	1.5～4
脂肪	2～4

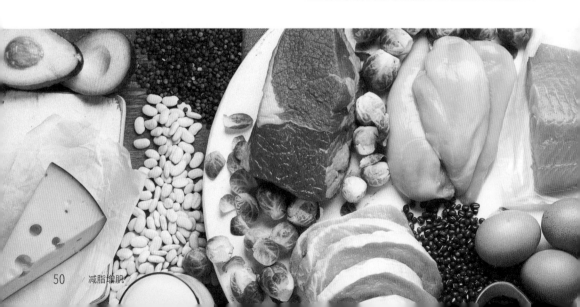

蛋白质食物热效应更大

什么是食物的热效应呢？是进餐后几小时内发生的超过静息代谢的热量消耗。我们可以通俗地理解为咀嚼、消化、吸收以及代谢食物所需要额外消耗的热量。假设一个人的基础代谢率为 1600 千卡，那他每天至少要从食物中摄入 1600 千卡的热量才能维持基础代谢，但是要咀嚼消化食物又额外产生了基础代谢之外的热量消耗。在不增加食物摄入量的前提下，人体只能动用自己的营养贮备，通过燃烧脂肪来弥补这部分的热量损耗。具体可以参见下表。

食物类型	食物热效应比例	进食 1600 千卡该食物需要消耗的热量 / 千卡
纯碳水化合物	5% ~ 6%	80 ~ 96
纯脂肪类食物	4% ~ 5%	64 ~ 80
纯蛋白质类食物	30% ~ 40%	480 ~ 640
混合型膳食	约 10%	约 160

蛋白质可以促进抑制食欲激素分泌

在央视大型科技科普节目《科技之光》中，曾提出这样一个观点：就是进食会促进胃肠激素肽的分泌，这个激素可以抑制进食的欲望，让你觉得饱了。在所有食物中，高碳水化合物和高脂肪食物都不如高蛋白质食物能促进胃肠激素肽的分泌。而且此观点经过了较长时间的反馈统计，可以确定地说，少食多餐高蛋白食物可以有效抑制食欲。

为什么利于增肌

为什么蛋白质利于减脂增肌，我们首先就要了解肌肉的构成。简单来说，肌肉是由蛋白质和水分构成的。水分约占 73%，蛋白质大概占肌肉的 27%。更进一步说，肌肉是由肌纤维组成的，每根肌纤维是由较小的肌原纤维组成的。每根肌原纤维，则由缠绕在一起的两种丝状蛋白质（肌凝蛋白和肌动蛋白）组成。又是蛋白质！所以说，我们要想增肌必然是要提高蛋白质的摄入量，这就是高蛋白符合减脂增肌需求的一个原因。

哪些人群适合高蛋白减肥法

一般来说，建议成年人保证每天摄入 55 ~ 80 克蛋白质，蛋白质提供的热量占到全日总热量的 13% 左右，这个量足够满足日常的营养需求。而高蛋白减肥法的人，可按照自己每千克标准体重吃 1.2 ~ 2 克蛋白质。

如一位身高 160 厘米的成年女性，标准体重（标准体重 = 身高（厘米）- 105）是 55 千克（160 - 105，注意不是越瘦越好），那么每天吃 66 ~ 110 克的蛋白质就算高蛋白饮食了。减肥一天总热量控制在 1400 千卡，蛋白质供能占 19% ~ 31%。

需要注意的是，以下四类人群是不适合选用高蛋白减肥法减重的。

另外，肾脏功能已经有问题的人也不推荐高蛋白饮食，以免加重肾脏负担。此外，有心功能、肝功能疾病人群，也要先治疗疾病，再进行减重。

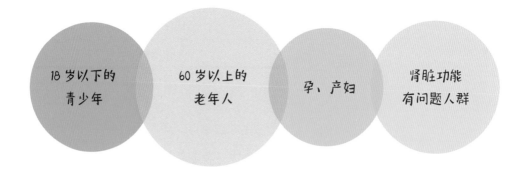

18 岁以下的青少年　　60 岁以上的老年人　　孕、产妇　　肾脏功能有问题人群

要时刻观察自己的身心变化

①　看脸色、唇色、皮肤光泽度

是否面色发黄，皮肤松弛、黯淡无光，嘴唇无光泽，看起来很憔悴。

②　关注精神状态

是否乏力、犯困、注意力和记忆力下降、情绪低落、暴躁易怒等。

一旦出现这些症状，就需要及时去医院检查身体，可根据医生建议先恢复一段时间的均衡饮食。

吃对优质蛋白质，减脂不反弹

什么是优质蛋白质

蛋白质是由氨基酸构成的，目前为止，已发现组成天然蛋白质的常见氨基酸只有 20 种，这 20 种中有 8 种是人体必须从食物中获得而不能在体内合成的，叫作必需氨基酸。食物蛋白中含多少数量和种类的必需氨基酸，是衡量蛋白质优劣的标准，含有氨基酸的种类、数量越多，营养价值就越高，这种蛋白质就称为完全蛋白质，也就是优质蛋白质。

怎么吃肉才能获取优质蛋白质

畜类肉一般包括猪、牛、羊等的肌肉、内脏及其制品，其蛋白质含量一般为 10% ~ 20%，牛羊肉含量相对较高，可达 20%；猪肉较低，一般 13.2% 左右。

禽类肉一般包括鸡鸭鹅等，蛋白质含量为 16% ~ 20%，其中鸡肉含量最高、鹅肉次之、鸭肉相对较低。

水产品常见的就是鱼虾蟹贝类，富含优质蛋白质、脂类、维生素和矿物质。蛋白质含量 15% ~ 20%。

常见动物性食物蛋白质含量

食物名称	含量	食物名称	含量	食物名称	含量
金枪鱼	23.7%	鲈鱼	18.6%	鸭肉	15.5%
牛肉（瘦）	22.6%	基围虾	18.2%	鸡蛋黄	15.2%
猪肉（瘦）	20.7%	鹅肉	17.9%	猪肉（肥瘦）	13.2%
羊肉（瘦）	20.5%	鲤鱼	17.6%	鸡蛋	12.7%
鸡肉	20.3%	草鱼	16.6%	猪肉（肥）	2.4%

将蛋白质分散在每餐中食用

将蛋白质分散在每餐中，比集中于某一餐大鱼大肉，或一次大量摄取蛋白质来得更有帮助。需提醒的是，增加蛋白质量不是说要多吃肉，像奶制品、豆制品、鸡蛋等，都是很好的优质蛋白质，可以和肉类互换。

减脂期 十种高蛋白 食物推荐

基于蛋白质和氨基酸含量综合来讲评分，中国营养学会推荐可以食用以下食物。当然对于有减脂需要的人群来说更是非常不错的选择。下面将从减脂增肌角度来说各类食物的优点。

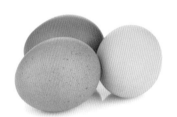

鸡蛋 蛋白质含量约13%

氨基酸组成与人体需要接近，蛋白质吸收率高，通常可作为氨基酸评价的参考蛋白质。

牛奶 蛋白质含量约3%

牛奶因为是液态食物，水分含量高，所以蛋白质含量只有3%。但牛奶必需氨基酸比例符合人体需要，属于优质蛋白质，另一方面牛奶方便饮用，很容易达到几百克的摄入量，所以牛奶是很重要的蛋白质食物来源。

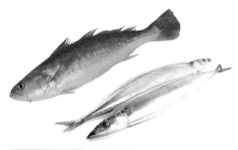

虾 蛋白质含量16%~23%

虾与鱼肉相比，所含的人体必需氨基酸缬氨酸并不高，但却是营养均衡的蛋白质来源。

鱼肉 蛋白质含量15%~22%

鱼类蛋白质含量为15%～22%，尤其富含亮氨酸和赖氨酸。鱼类肌肉组织中肌纤维细短，组织柔软细嫩，较畜、禽肉更易消化吸收，消化率达87%～98%。

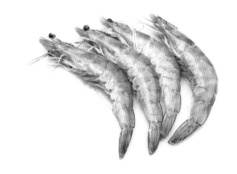

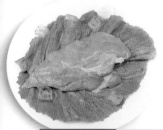

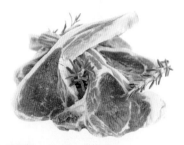

鸡肉 | 蛋白质含量约20%

鸡肉蛋白质含量为20%左右，鸡胸肉是许多健身增肌人群喜欢的蛋白质来源，其脂肪含量低，还含有较多不饱和脂肪酸，尤其是油酸和亚油酸。

羊瘦肉 | 蛋白质含量约20%

羊瘦肉蛋白质的含量在20%左右，羊肉中铜、铁、锌、钙、磷等矿物质含量高于许多其他的肉类，且人体吸收利用率高。

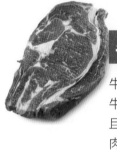

牛瘦肉 | 蛋白质含量约20%

牛瘦肉的蛋白质一般在20%以上，牛肉的氨基酸组成与人体需要接近，且比例均衡，人体吸收利用率高。牛肉的脂肪含量比猪肉、羊肉低，在10%左右，非常适合减脂。

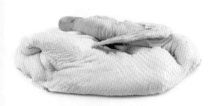

鸭肉 | 蛋白质含量约16%

主要是肌浆蛋白和肌凝蛋白，另一部分是间质蛋白，其中含有溶于水的胶原蛋白和弹性蛋白。

猪瘦肉 | 蛋白质含量约20%

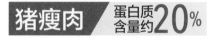

猪瘦肉的蛋白含量大约20%，必需氨基酸组成与人体需要接近。猪肉中还含有微量的水溶性维生素，可缓解减脂过快、维生素流失严重的情况。

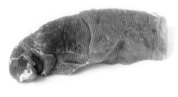

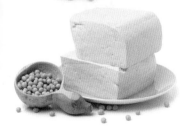

大豆及豆制品 | 蛋白质含量30%~40%

作为唯一上榜的植物蛋白质，其富含谷类蛋白质所缺乏的赖氨酸，是与谷类蛋白质互补的天然理想食品。另外，豆腐的热量低，其富含的蛋白质能刺激促胰酶素的分泌，帮助减少进食。

鸡蛋是优质蛋白质的提供者

鸡蛋氨基酸与人体的需要量接近，消化后吸收利用程度高。那么鸡蛋这么好，蛋黄要吃吗？答案是肯定的。鸡蛋的营养成分是蛋白质、脂肪、卵磷脂和维生素、矿物质等，蛋黄是蛋类营养物质最高的部位，维生素和矿物质主要集中在这里，卵磷脂可以促进胆固醇的代谢，对健康十分有益，吃一个鸡蛋的收益远高于所含胆固醇的影响，因此，对于健康的人来说，吃鸡蛋时不要丢掉蛋黄。

如何简单估算吃多少蛋白质

1 克的肉可不是 1 克的蛋白质，在营养学上：

> 1 份（35 克）豆鱼蛋肉类食物（肉类可选用牛瘦肉、猪瘦肉、鸡胸肉等，鱼类可选用鳕鱼、三文鱼等）中约含 7 克蛋白质
> 1 份（250 毫升）乳制品类食物约含 8 克蛋白质
> 1 份（80 克）淀粉类食物约含 2 克蛋白质

为了估算方便，以 7 克蛋白质为例，采用手掌估算法估算食物所含蛋白质的量：

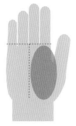
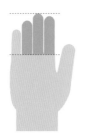

7 克蛋白质

= 一份（35 克）豆鱼蛋肉类食物

= 约女生 **3 根手指**大小、0.5 厘米厚度的肉

= 约 **1/2 手掌心**大小、0.5 厘米厚度的肉

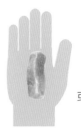
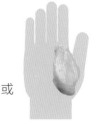

或

猪肉、牛肉
生重 35 克

鸡肉、鱼肉
生重 35 克

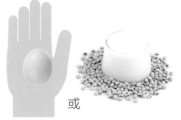

或

鸡蛋 1 个
55 克

豆浆 1 杯
190 毫升

选择有饱腹感的优质碳水化合物

　　减少碳水化合物的摄入并不是完全不摄入，而是要注重碳水化合物的来源和质量。膳食纤维丰富的蔬菜、豆类、低 GI（血糖生成指数）的水果及全谷类食物，对胰岛素水平影响很小。尤其是全谷类食物的膳食纤维质完整，碳水化合物的吸收不会太快，有助于控制血糖，增加饱腹感，同时减缓饥饿感的出现。

九种优质碳水主食推荐

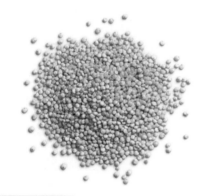

藜麦

膳食纤维含量高达 7.1%，胆固醇为 0，不含麸质，低脂、低热量（357/100 克），高蛋白（14% ~ 22%），并富含各种维生素和矿物质。

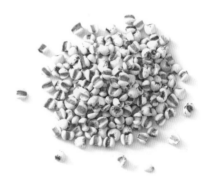

薏米

营养丰富，含碳水化合物 52% ~ 80%，蛋白质 13% ~ 17%，脂肪 4% ~ 7%，尤以不饱和脂肪酸为主，其中亚麻油酸占 34%，并有特殊的薏仁酯；磨粉面食，为价值很高的保健食品。一种仁入药有健脾利尿、清热镇咳之效。

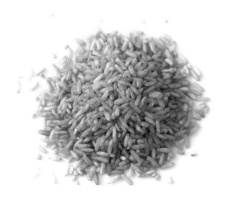

糙米

比较常见的优碳主食了。糙米富含维生素 B 和维生素 E，有调节人体免疫力的作用，丰富的膳食纤维能提供很好的饱腹感。

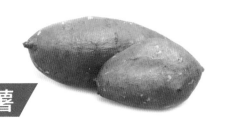

红薯

红薯中含有大量不易被消化酶破坏的膳食纤维和果胶，能刺激消化液分泌及肠胃蠕动，从而起到通便作用。同时含有丰富的抗氧化剂 β - 胡萝卜素，是一种理想减脂食物。

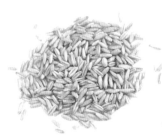

麦麸

最显著特点就是富含膳食纤维，会在胃肠内限制部分糖和脂肪的吸收。

荞麦

荞麦含有丰富的膳食纤维，其含量是一般精制大米的 10 倍；荞麦含有的铁、锰、锌等微量元素也比一般谷物丰富。但是荞麦蛋白质含量较低。

燕麦

燕麦估计是最受欢迎的主食了，高膳食纤维，可在胃肠道上形成一层隔膜，能阻断有害物质和脂肪的吸收，同时能清除体内废物。

黑豆

黑豆是一种高蛋白低脂肪食物，其含有丰富的亚油酸、卵磷脂，能有效抑制血液中的胆固醇，预防肥胖。同时含有花青素，既减脂又美容。

玉米

玉米中含有较多的膳食纤维，比精米、精面高 4 ~ 10 倍。玉米中还含有大量镁，镁可以调节胃肠道功能，具有利胆作用。它含有丰富的钙、磷、硒和卵磷脂、维生素 E 等，均具有降低血清胆固醇的作用。

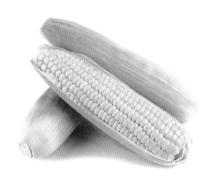

缓解减肥饿肚子的 3 个办法

有很多人可能都有这样的情况，我吃的时候挺饱的，但一会儿就饿，大脑就"逼着"我去吃东西，不吃我就什么都不想干了，这时我该怎么办？对此有 3 个对策，这 3 个对策足以把大脑"骗得"服服帖帖。

第 1 招 喝水

这是最简单粗暴的。一天不限量地去喝水，一般来说推荐 2000 毫升以上的水，矿泉水瓶 4 ~ 5 瓶。关于喝水，听到这么一种说法，就是担心水喝多了会导致水中毒，那种情况需要短时间内喝够 4 升以上的水，是不太可能的。还有就是保证足够的水量不完全是为了喝饱，更多的是防止出现酮体，通过排尿来把它冲出去。建议小口慢饮，让胃里始终有点东西，这样能够帮助人体去改变。

第 2 招 看见兔子吃什么你就吃什么

寻找一些饱腹感比较强，但是热量比较低的食材。有人就说我的包里头随时揣点小食品，像苏打饼干，还有什么糖果……打住打住，这些只会让你越吃越胖，越吃越饿。有一句话叫"越吃越饿，越不吃越不饿"，小饼干、小糖果，一个油多，一个糖多，它的吸收率很快，能解决你一时的心里之痒，但是却极大促进了脂肪的蓄积，所以千万不能扣动这个扳机，要吃只能吃那些热量极低极低的，比如说新鲜的蔬菜，最常见的黄瓜、番茄、生菜、萝卜，这些都属于占地儿大，热量低的食物。所以说，基本上你看兔子吃什么你就吃什么。

第 3 招 让膳食纤维占据胃容量

因为刚才说的饥是肚子饥，那么我们要想办法让那个胃充盈一点，这就需要让一定的膳食纤维来保证你的胃容量。常见的食物有很多，比如魔芋，像魔芋丝、魔芋粉、魔芋豆腐等，这些都可以，它们就是在提取水溶性膳食纤维之前的原生态，用来做成食物，在胃里边也可以占据很大的位置。这时会有人恍然大悟，难怪好多人都说吃魔芋是减肥的呢。还有就是蘑菇，菇类这种食材，膳食纤维比较细，而且它有很好的吸水、吸附作用，来一碗菌汤，也可以起到很强的饱腹感。

超轻松！5+2 轻断食模式来帮你

5 天正常吃，2 天断食日热量控制在 500 ～ 600 千卡

轻断食是指一周有两天"断食"，通常建议选择在周一和周四，当然不是一点不吃，而是在这两天内，把热量缩减到一日饮食的三分之一甚至是四分之一，这是需要相当决心的。因此第一个断食日会有些痛苦（实际上很痛苦），但一旦习惯后，断食会成为你的第二天性，即便一开始认为口腹之欲被剥夺的感觉也会逐渐消失。

选择食物很重要，拒绝单一饮食

请不要单纯认为碳水热量高而完全拒绝碳水，请不要因为高蛋白食物容易拉长饱足感，就只吃高蛋白食物，因为轻断食是为了让你养成一种长期有效的健康饮食习惯，而不是让你迅速变瘦。而且单一饮食还有一个弊端，就是身体会快速进入瓶颈期，然后你就会认为这种方式不适合你而放弃。

所以"断食"日，高蛋白食物配合血糖生成指数低的食物（低碳水），将会是降低饥饿的利器。

断食的时间怎么选择

两日断食日没有固定的时间限制，但有调查说，周一和周四是比较合理的，为了长期执行的方便，尽量避免周末。当然这完全取决于你自己。

断食时间的计算方式也不尽相同，可以简单按照一日三餐来计算，如果比较困难，还可以按照 24 小时计算，比如你周四下午 2 点开始断食，那么周五下午 2 点后你就可以恢复饮食了，这样是不是就容易多了。

找到适合自己的断食餐是成败的关键

断食餐的选择绝对不是千篇一律的，有的人喜欢把一天 600 卡的热量分配给三餐，这样三餐都能吃东西就不会觉得很饿，比较容易坚持，那么你就选择这样的断食方式。有的人就喜欢痛快淋漓地吃一顿，满足一下自己的口腹之欲，那么，也可以在中午的时候吃一顿正餐，通常建议摄取适量的碳水化合物以及高蛋白食物，因为这是降低饥饿感的利器。

适当补充营养剂

减脂期间，通常我们会要求减脂者补充微量元素、矿物质、维生素等。因为在此期间，尤其是断食日热量摄入骤然减少、营养摄入严重不足，这就需要我们通过其他渠道补足营养，以供身体所需。一般可以补充鱼油胶囊、维生素片或者混合制剂等。

断食日参考食谱

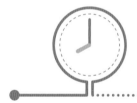

早餐 8：00

1 个鸡蛋 + 脱脂 / 低脂牛奶
100 毫升
多种营养素制剂 _____ 粒
鱼油胶囊（1 克）_____ 粒

午餐 12：00

水果 200 ~ 450 克

晚餐 18：00

主食 25 克，粗细搭配
蔬菜 200 克（水煮）
蛋白质类食物 50 克
多种营养素制剂 _____ 粒
鱼油胶囊（1 克）_____ 粒

顺利执行轻断食的 8 个秘诀

第 1 招
能够增加饱腹感的小零食

虽然饼干、薯条这类小零食热量较高，但我们可以把它改良一下。比如，换成口蘑、香菇、海带等，先用水泡一泡（海带泡完了以后就不那么咸了），再把它们放到烤箱里烤干，烤成口蘑、香菇干、海带条，不仅脆爽，而且富含膳食纤维、饱腹感强。

第 2 招
预先准备断食日的食物

把自己断食日的食物准备好，这样可以避免"饥不择食"，看到什么想吃什么。准备的断食日食物尽量简单，做起来不费力。在非断食日买菜、下厨，以避免太强烈的诱惑。

第 3 招
带上一个好友一起轻断食

成功的轻断食不需要装备，但一个能鼓励你的好朋友也许是个法宝。比如情侣或者夫妻一起轻断食就更容易成功，如此一来，二人可以相互支持，同心协力。跟一起实施轻断食计划的人一起用餐，会让你的轻断食之旅更轻松、更有趣。同时，知道自己不孤单，也是不错的精神慰藉。

第 4 招
学会看食品标签

想要轻断食，看食品标签上的热量是不能跳过的步骤。断食日的热量要求是严格的，切忌回避实际下肚的食物热量，要诚实面对真相。如果吃了零食，就要算到轻断食日的总热量中去。

轻断食那天假如很饿，迫不及待要吃东西怎么办？可以先等待 10 分钟，然后再吃。你会发现才过去 5 分钟就不饿了。这是身体自动调节的结果，当你饿时，身体会分解肝糖原，以补充血糖，所以就不那么饿了。这时再吃食物，就会比较容易得到满足，即使吃得少一些，也能满足身体的饥饿信号。

第 5 招
吃前等一等

两餐之间要找点事情做，填满日子，别填满肚子。去做你想做的事情，转移对食物的注意力，你很快就能享受轻断食带来的美妙乐趣了。

第 6 招
轻断食那天
保持忙碌

这类食物包括面包、面条等。选择低 GI 的食物，例如蔬菜、大豆、扁豆，以及全麦面包片等。可以适当选择糙米和藜麦当作主食。另外早餐吃燕麦粥会比吃玉米饱腹感更足。

第 7 招
避免淀粉含量高
的白色精制
碳水化合物

如果不小心吃了一块巧克力，可以用快走半小时或类似的其他运动来做代偿，做了一次饮食放纵后当天马上进行代偿，这样至少能够在一定程度上弥补放纵带来的后果。但是，假如你经常以延长锻炼时间作为过量饮食的借口，你实际上已属于过度训练了。结果就是，你的身体根本没有时间从过度训练的疲劳当中恢复过来，有害无利。

第 8 招
运动代偿行为，
弥补后果

打败馋与饿，私人订制减脂增肌餐

健身小白 7 日减脂餐单

饮食方案

根据身高体重情况，参考毛德倩公式算出推荐摄入热量。

也可根据体成分测定瘦体重进行。

基础代谢率（BMR）（男和女）=370+〔21.6x 瘦体重（千克）〕。

瘦体重 = 体重 – 脂肪重量。脂肪重量 = 体重 x 体脂率。

推荐热量摄入 =BMRx（1.2 ~ 1.3）–500 千卡。

三大营养素摄入比例：蛋白质 30%，脂肪 30%，碳水化合物 40%。

日期	早餐	午餐	晚餐	加餐
星期一	蛋白代餐	蒜蓉鸡胸南瓜糙米饭	蔬菜牛油果金枪鱼	苹果 1 个
星期二	蛋白代餐	香菇滑鸡饭	什锦土豆泥	香蕉 1 根
星期三	蛋白代餐	黑椒牛排意大利面	巴沙鱼柳什锦糙米饭	橙子 1 个
星期四	蛋白代餐	秘制里脊双花糙米饭	藜麦双薯虾仁沙拉	柚子 150 克
星期五	蛋白代餐	柠檬鸡胸杂粮饭	蒜香黑胡椒牛肉粒拌时蔬	火龙果半个
星期六	蛋白代餐	手撕鸡腿肉什锦饭	彩虹时蔬烤三文鱼	梨子 1 个
星期日	蛋白代餐	香焖大虾时蔬二米饭	减脂三色藜麦饭	草莓 10 颗

其他饮食要求

少油清淡，植物油每天 15 克（1 汤匙）以内，每日食盐 6 克（1 啤酒盖）以内。忌高油高脂含糖食物，例如甜点、奶油面包、油炸油煎食物、各种酱（蛋黄酱、沙拉酱、甜面酱、芝麻酱等）、内脏、荤油、肥肉、排骨、浓汤、肉皮等。

注：蛋白代餐即乳清蛋白粉 30 克、10 克膳食纤维、1 片维生素制剂、鱼油胶囊 1 粒；也可以换成 1 杯牛奶，1 个鸡蛋，1 盘蔬菜组合食物。

健身达人 7 日减脂餐单

推荐摄入量

断食日 500～600 千卡，非断食日根据前页健身小白推荐热量摄入即可。

三大营养素摄入比例：蛋白质 20%，脂肪 20%，碳水化合物 60%。

日期	早餐	午餐	晚餐	加餐
星期一	1 个鸡蛋 + 脱脂 / 低脂牛奶 100 毫升，复合维生素 1 片	水果 150～220 克	主食 25 克，蔬菜 200 克，蛋白质类食物 50 克	
星期二	蛋白代餐	香焖大虾时蔬二米饭	什锦土豆泥	香蕉 1 根
星期三	蛋白代餐	酱牛肉减脂餐	香蕉紫薯卷	橙子 1 个
星期四	1 个鸡蛋 + 脱脂 / 低脂牛奶 100 毫升，复合维生素 1 片	水果 150～220 克	主食 25 克，蔬菜 200 克，蛋白质类食物 50 克	柚子 150 克
星期五	蛋白代餐	柠檬鸡胸杂粮饭	蒜香黑胡椒牛肉粒拌时蔬	火龙果半个
星期六	蛋白代餐	手撕鸡腿肉什锦饭	彩虹时蔬烤三文鱼	梨 1 个
星期日	蛋白代餐	香菇滑鸡饭	油醋汁素食沙拉	草莓 10 颗

其他饮食要求

少油清淡，植物油每天 15 克（1 汤匙）以内，每日食盐 6 克（1 啤酒盖）以内。忌高油高脂含糖食物，例如甜点、奶油面包、油炸油煎食物、各种酱（蛋黄酱、沙拉酱、甜面酱、芝麻酱等）、内脏、荤油、肥肉、排骨、浓汤、肉皮等。

健身小白 7 日增肌餐单

推荐摄入量

可根据健身小白减脂推荐摄入热量即可。但要注意适当调节各种营养成分的比例，蛋白质 30%，脂肪 20%，碳水化合物 50%。

日期	早餐	午餐	晚餐	加餐
星期一	蛋白代餐	黑椒牛柳荞麦面	香蕉紫薯卷	苹果 1 个
星期二	蛋白代餐	香焖大虾时蔬二米饭	什锦土豆泥	香蕉 1 根
星期三	蛋白代餐	手撕鸡腿肉什锦饭	巴沙鱼柳什锦糙米饭	橙子 1 个
星期四	蛋白代餐	蒜蓉鸡胸南瓜糙米饭	金枪鱼三明治	柚子 150 克
星期五	蛋白代餐	柠檬鸡胸杂粮饭	蒜香黑胡椒牛肉粒拌时蔬	火龙果半个
星期六	蛋白代餐	黑椒牛排意大利面	彩虹时蔬烤三文鱼	梨子 1 个
星期日	蛋白代餐	香菇滑鸡饭	减脂三色藜麦饭	草莓 10 颗

其他饮食要求

少油清淡，植物油每天 15 克（1 汤匙）以内，每日食盐 6 克（1 啤酒盖）以内。高油高脂含糖食物，例如甜点、奶油面包、油炸油煎食物、各种酱（蛋黄酱、沙拉酱、甜面酱、芝麻酱等）、内脏、荤油、肥肉、排骨、浓汤、肉皮等。

健身达人 7 日增肌餐单

推荐摄入量

随着运动量的增大，健身达人的热量摄入是要增加的，同时也要适当多补充蛋白质，以促进肌肉的合成。它们的比例为：蛋白质 30%，脂肪 20%，碳水化合物 50%。

日期	早餐	加餐	午餐	晚餐	运动后加餐
星期一	金枪鱼三明治	苹果 1 个	黑椒牛柳荞麦面	蒜蓉鸡胸南瓜糙米饭	蛋白代餐
星期二	什锦土豆泥	香蕉 1 根	香焖大虾时蔬二米饭	蔬菜牛油果金枪鱼沙拉	蛋白代餐
星期三	鸡蛋牛奶蔬菜	橙子 1 个	手撕鸡腿肉什锦饭	巴沙鱼柳什锦糙米饭	蛋白代餐
星期四	金枪鱼三明治	柚子 150 克	蒜蓉鸡胸南瓜糙米饭	紫薯香煎巴沙鱼柳	蛋白代餐
星期五	香蕉紫薯卷	火龙果半个	柠檬鸡胸杂粮饭	蒜香黑胡椒牛肉粒拌时蔬	蛋白代餐
星期六	减脂三色藜麦饭	梨 1 个	黑椒牛排意大利面	彩虹时蔬烤三文鱼	蛋白代餐
星期日	鸡蛋牛奶蔬菜	草莓 10 颗	香菇滑鸡饭	秘制里脊双花糙米饭	蛋白代餐

其他饮食要求

少油清淡，植物油每天 15 克（1 汤匙）以内，每日食盐 6 克（1 啤酒盖）以内。忌高油高脂含糖食物，例如甜点、奶油面包、油炸油煎食物、各种酱（蛋黄酱、沙拉酱、甜面酱、芝麻酱等）、内脏、荤油、肥肉、排骨、浓汤、肉皮等。

轻松上手的减脂增肌配餐

菠菜牛油果金枪鱼沙拉

热量
253 千卡

材料

菠菜 ················· 100 克
牛油果 ············· 50 克
金枪鱼罐头 ······· 100 克
土豆 ················· 50 克

调料

盐 ·················· 2 克

制作时长 | 15 分钟
难易程度 | ★★★

做法

1 菠菜洗净，焯水切段；牛油果从中间切开，去核，取出果肉切片；金枪鱼切成小块；土豆洗净，去皮，切小块，放入锅中蒸熟，凉后备用。

2 将上述食材放入空碗中，加入盐拌匀即可（可用圣女果装饰）。

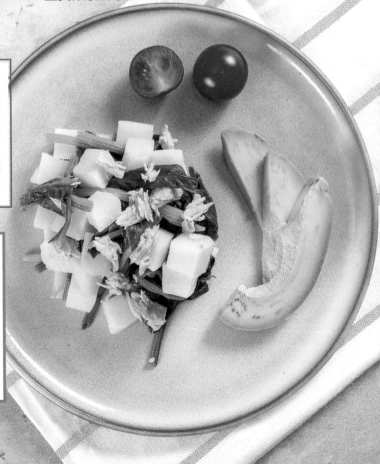

增肌小贴士

这道沙拉中以绿叶菜为主，搭配适量的金枪鱼和土豆，既控制了热量，又保证了碳水化合物和优质蛋白质的摄入。

陈伟有话说

提前焯烫去草酸

菠菜中含草酸较多，应焯烫后食用，这样可以去除大部分草酸，以避免草酸与钙结合成草酸钙，影响体内钙的吸收。

金枪鱼生菜三明治

材料

金枪鱼罐头 …… 100 克

鸡蛋 …………… 1 个

吐司面包 ……… 2 片

生菜 …… 20 克（1 片）

洋葱 …………… 20 克

番茄 …………… 50 克

做法

1 番茄洗净切片；鸡蛋煮熟切片。

2 面包片上放上洗净的生菜；从罐头里取出适量金枪鱼块，铺在生菜上。

3 再依次铺上番茄片、洋葱碎和鸡蛋片。

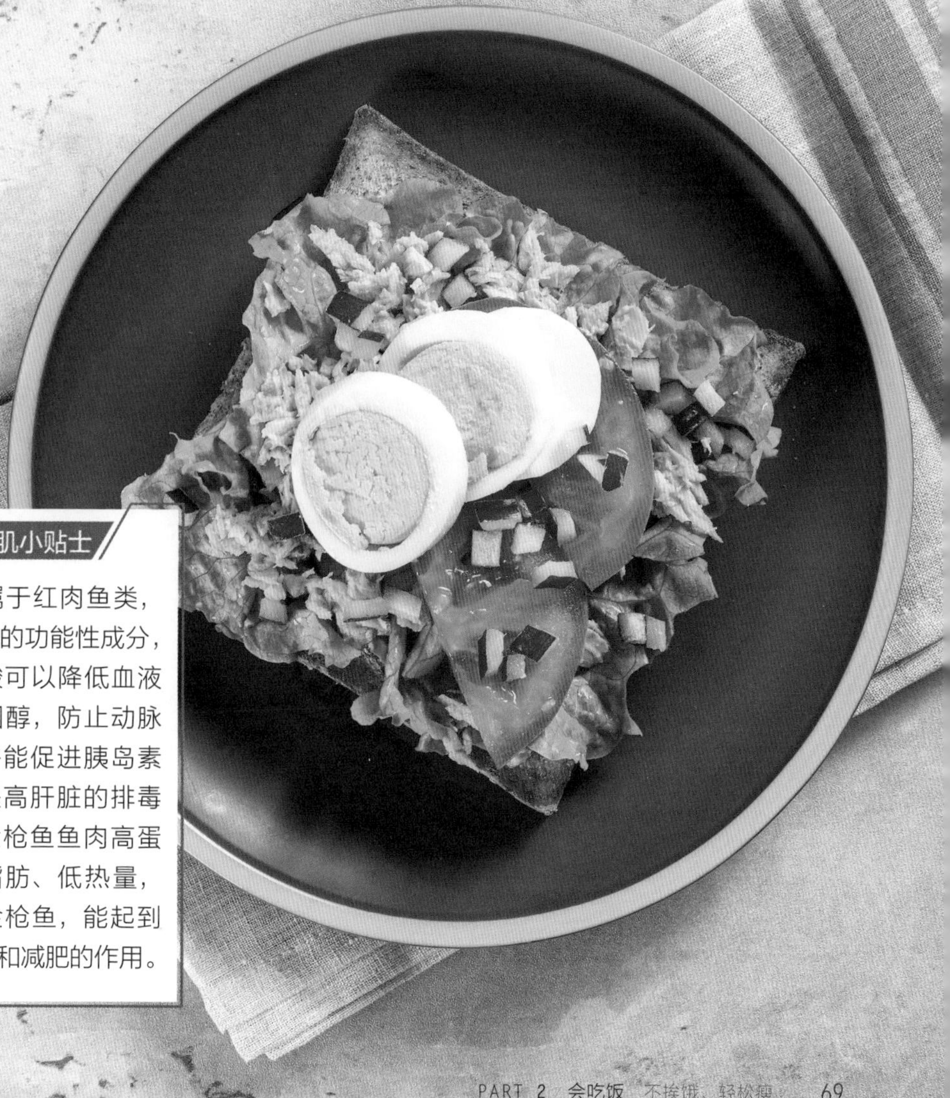

增肌小贴士

金枪鱼属于红肉鱼类，含有丰富的功能性成分，如牛磺酸可以降低血液中的胆固醇，防止动脉硬化，并能促进胰岛素分泌，提高肝脏的排毒作用。金枪鱼鱼肉高蛋白、低脂肪、低热量，常食用金枪鱼，能起到平衡营养和减肥的作用。

制作时长 | 45 分钟
难易程度 | ★ ★ ★

热量
369 千卡

巴沙鱼柳什锦糙米饭

材料

大米 ················· 30 克

糙米 ················· 20 克

巴沙鱼柳 ··········· 120 克

玉米粒 ··············· 15 克

豌豆 ················· 15 克

胡萝卜丁 ··········· 20 克

调料

盐 ····················· 1 克

生抽 ··················· 5 克

橄榄油 ··············· 3 克

料酒 ················· 适量

黑胡椒粉 ··········· 适量

做法

1 大米、糙米洗净，清水浸泡 1 小时；巴沙鱼柳室温解冻，切成宽 2 厘米的条。

2 切好的巴沙鱼柳放入碗中，加料酒、黑胡椒粉、盐腌制 20 分钟。

3 将大米、糙米与准备好的玉米粒、豌豆、胡萝卜丁一并放入锅中，加入比正常米饭略少的水，煮熟摆盘。

4 起锅刷油，将腌制好的巴沙鱼柳放入锅中，煎至两面金黄，盛出，摆盘，即可食用。

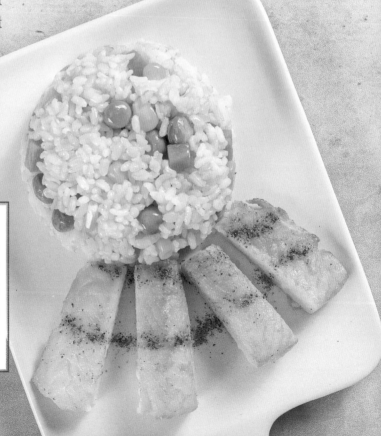

增肌小贴士

巴沙鱼柳购买方便、价格低廉，加工时操作简单，对烹饪手法要求不高，因此对于减脂增肌的上班族来说，既可以减脂又可以节省时间。

紫薯香煎巴沙鱼柳

材料

巴沙鱼柳	120 克
柠檬汁	2 克
西蓝花	30 克
圣女果	20 克
紫薯	100 克

调料

盐	1 克
黑胡椒粉	1 克
橄榄油	少许
酱油	3 克

做法

1　巴沙鱼柳解冻，用厨房纸巾吸净水分；紫薯、西蓝花、圣女果清洗干净；紫薯切小块，西蓝花切小朵。

2　巴沙鱼柳加入橄榄油、酱油、盐、黑胡椒粉和柠檬汁腌制 30 分钟；紫薯块放入蒸锅蒸 20 分钟；西蓝花焯水至熟。

3　平底锅热锅上油，将巴沙鱼柳放入锅中，煎至两面金黄，盛出装盘。

4　将蒸熟的紫薯块、西蓝花、圣女果一同装盘即可。

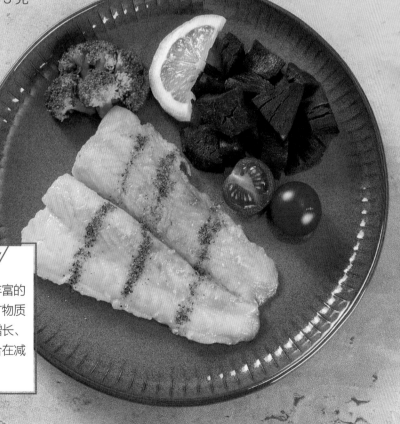

增肌小贴士

巴沙鱼柳含有比较丰富的蛋白质、维生素及矿物质（钙），有助于骨骼增长、防止骨质疏松。适合在减脂增肌期间食用。

彩虹时蔬烤三文鱼

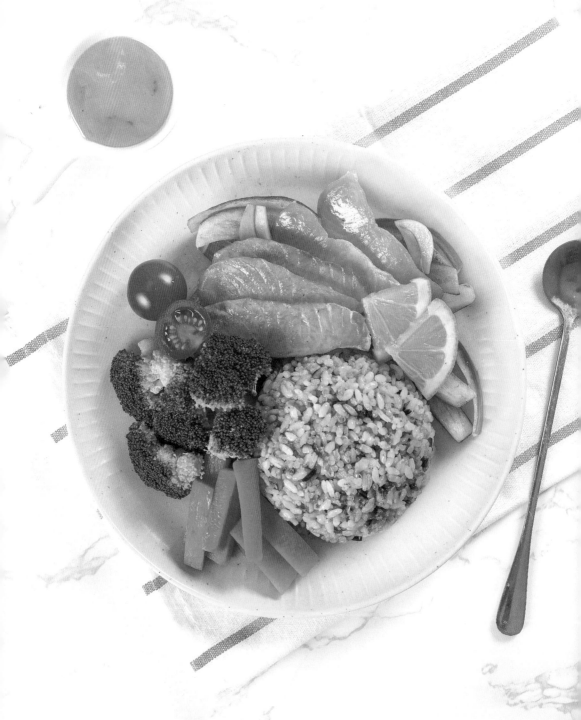

材料

三文鱼	100 克
柠檬片	2 片
藜麦	20 克
黑米	10 克
大米	30 克
西蓝花	50 克
紫洋葱	50 克
圣女果	30 克
胡萝卜	30 克

调料

黑胡椒粉	2 克
料酒	5 克
盐	1 克
蒜片	5 克
橄榄油	3 克
柠檬汁	5 克

做法

1 西蓝花掰成小朵，用盐水浸泡 5 分钟，冲洗干净；洋葱洗净切条；圣女果洗净备用；胡萝卜洗净切条。

2 西蓝花焯水至熟，胡萝卜条入蒸锅蒸熟。

3 三文鱼解冻后用厨房纸巾轻按去水（新鲜的清洗后吸净水分），放入适量黑胡椒粉和 1 克盐及两片鲜柠檬、蒜片，加入料酒，腌制 30 分钟。

4 将大米、藜麦、黑米清洗干净，放入电饭锅中，加入 100 毫升水，煮熟。

5 调料汁，碗中加入柠檬汁、橄榄油、盐，烤好的蒜片碾成泥放入碗中，搅拌均匀。

6 将烤箱预热至 150℃，烤盘放锡纸，摆上腌制好的三文鱼（连同蒜片、柠檬片），烤制 15 分钟，翻面，放入洋葱条，继续烤 10 分钟，至两面金黄即可。

7 餐盘中盛入煮好的米饭，放入三文鱼及洋葱，摆入西蓝花、胡萝卜、圣女果，淋上料汁即可。

增肌小贴士

三文鱼蛋白质含量很高，非常适合减脂增肌的人群食用。除了丰富的蛋白质，三文鱼中还含有 ω-3 脂肪酸，一种可以抗炎症、降低血脂，能有效减轻肿痛，舒解关节的不适感觉，尤其适合运动的人群食用。

香焖大虾时蔬二米饭

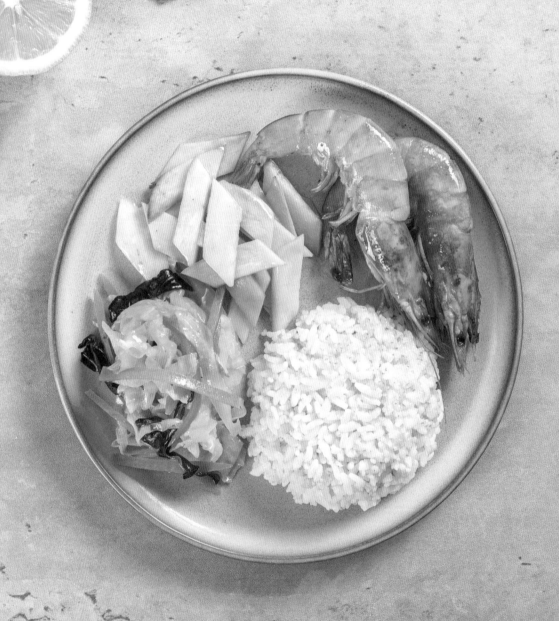

材料

大虾	100 克
杏鲍菇	30 克
圆白菜	100 克
胡萝卜	50 克
干木耳	5 朵
大米	30 克
小米	20 克

调料

香葱段	适量
花椒粒	10 粒
料酒	5 克
橄榄油	5 克
姜片	3 片
香油	3 克
黑胡椒粉	少许
盐	3 克
蒜末	5 克

做法

1 大米、小米清洗干净，放入电饭锅中，加入适量水焖好。

2 圆白菜、胡萝卜洗净切丝；木耳提前 2 小时泡发，洗净切丝；海虾洗净，控干水分；杏鲍菇洗净，切成片，用料酒、黑胡椒粉、盐腌制半小时。

3 平底锅加橄榄油、蒜末，放入杏鲍菇片爆炒，两面熟透盛出。

4 另起锅烧开水，放入圆白菜丝、胡萝卜丝，滴入香油，断生捞出；木耳丝焯水；将以上食材加入 2 克盐，拌均匀。

5 将洗好的虾放入锅中，加入香葱段、姜片、少许盐、花椒粒，盖上锅盖，开小火，焖 3 分钟。

6 将米饭、杏鲍菇、圆白菜丝、胡萝卜丝、木耳丝、焖大虾摆盘，即可。

增肌小贴士

海虾含蛋白质、脂肪、维生素 A、维生素 B_1、维生素 B_2、烟酸、钙、磷、铁等成分，另外，虾中含有丰富的镁，对心脏活动具有重要的调节作用，运动期间可以多吃虾来补充营养元素。

秘制里脊双花糙米饭

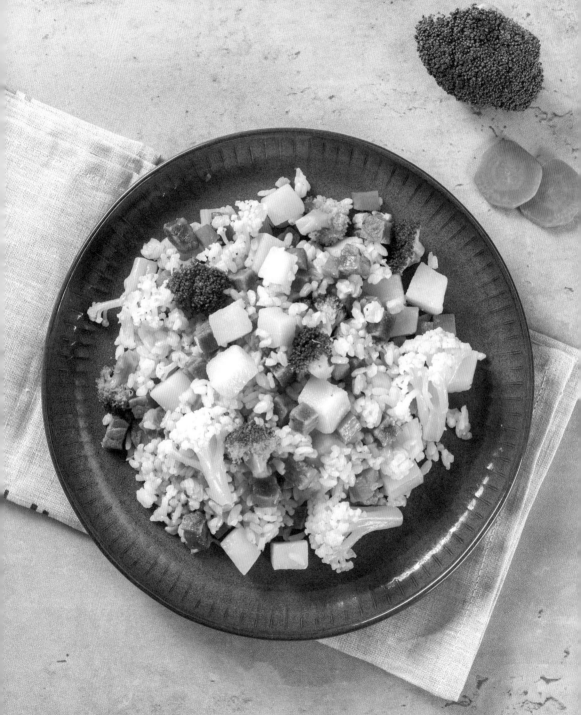

制作时长｜35 分钟
难易程度｜★★★

热量
443 千卡

材料

猪里脊肉	…………	80 克
土豆	……………	100 克
西蓝花	…………	50 克
菜花	……………	50 克
胡萝卜	……………	50 克
大米	……………	20 克
糙米	……………	30 克

调料

料酒	……………	10 克
姜末	……………	5 克
盐	……………	2 克
酱油	……………	10 克
蜂蜜	……………	10 克
黑胡椒粉	…………	少许

做法

1 将大米和糙米清洗干净，放入电饭锅中，加适量水，焖好米饭。

2 把猪里脊肉洗干净，放到大碗中，加料酒、黑胡椒粉、姜末、少许盐、酱油拌匀。用牙签或者叉子在肉上戳些小洞，以便更好入味，又能防止肉加热后紧缩，放入冰箱腌 2 ~ 4 小时。

3 西蓝花、菜花清洗干净，放入盐水中泡 5 分钟，掰小朵；胡萝卜洗净切丁；土豆去皮切丁；然后将以上食材入锅焯水，放入少许盐，捞出备用。

4 里脊肉放到烤盘内，烤箱预热 200℃，入烤箱烤 15 分钟后取出翻面，把剩下的腌料倒在肉上，然后再抹少许蜂蜜，继续入烤箱 15 分钟，取出切丁。

5 将米饭、西蓝花、菜花、胡萝卜丁、土豆丁、里脊肉丁，拌匀摆盘即可。

陈伟有话说

在处理肉时，应去筋膜，否则不好切，也影响口感。另外不要用热水清洗，因为猪肉中有一种叫肌溶蛋白的物质，在 15℃ 以上的水中容易溶解，热水浸泡会损失营养。

增肌小贴士

里脊肉中含有丰富的蛋白质、脂肪以及各种矿物质和维生素等，比较适合减脂增肌。

蒜蓉鸡胸南瓜糙米饭

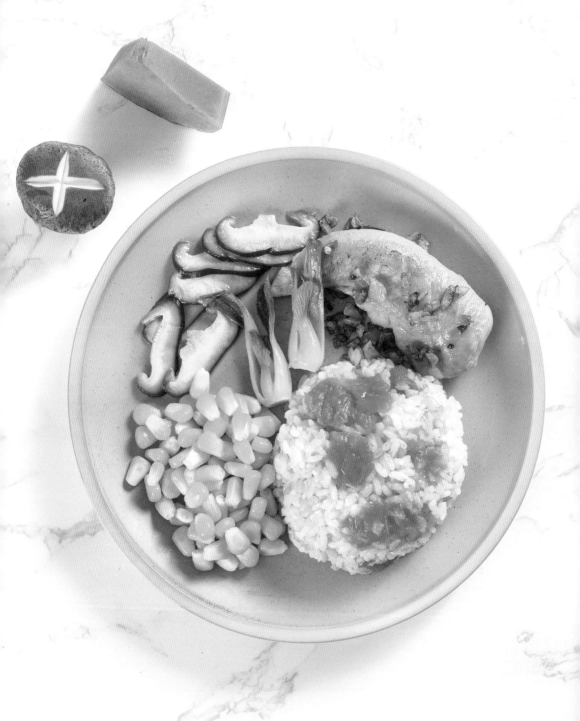

材料

鸡胸肉 ………… 100 克

油菜 ………………… 50 克

玉米粒 …………… 50 克

鲜香菇 ……………… 2 朵

南瓜 ………………… 50 克

大米 ………………… 30 克

糙米 ………………… 20 克

调料

生抽 ………………… 5 克

老抽 ………………… 5 克

白胡椒粉 ………… 1 克

盐 …………………… 2 克

蒜末 ………………… 5 克

做法

1 大米、糙米洗净，浸泡 1 小时，将泡好的米和水放入电饭锅中；南瓜洗净，切块，铺在电饭煲里，煮好。

2 鸡胸肉清洗干净，横刀切成两部分，用刀背剁两遍。切好的鸡胸肉里加入生抽、老抽、白胡椒粉、少许蒜末，腌制 30 分钟。

3 油菜、香菇清洗干净，香菇切片，锅内加水烧开，分别把玉米粒、油菜、香菇片焯熟，盛出备用。

4 平底锅热油，油温七成热将鸡胸肉放入锅中，碗里残余的蒜末和调料一起倒入锅中，煎至一面金黄，翻面，盖锅盖，焖 2 分钟，盛出，切成块。

5 米饭盛出，水煮的蔬菜装盘，摆上鸡胸肉即可。

增肌小贴士

鸡胸肉脂肪含量低、蛋白质含量丰富、饱腹感强，是减肥健身人士的最爱。在做鸡胸肉的时候一定要注意火候和烹饪时间，很多人觉得鸡胸肉柴，是因为烹饪时间过长，一般鸡胸肉煎 5 分钟就熟了，烹饪的时候可以用筷子扎一下，能扎透一般就熟了。

香菇滑鸡饭

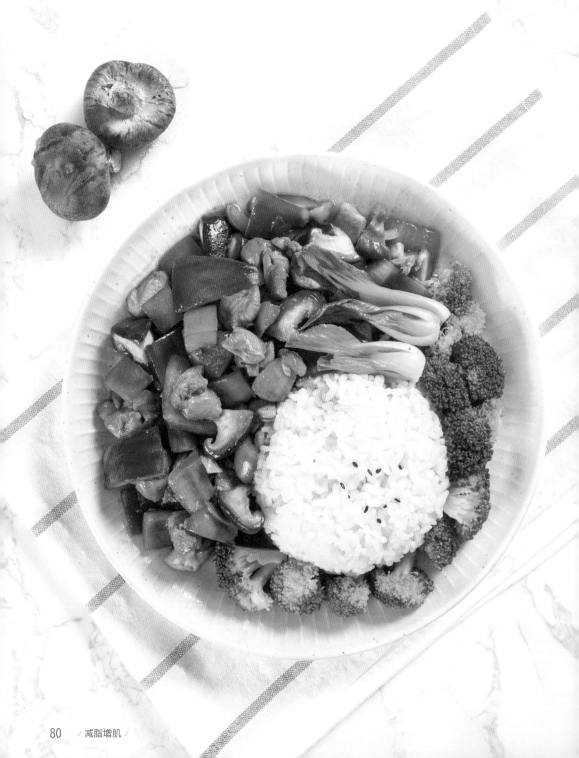

材料

鸡腿 … 1 个（120 克）

鲜香菇 ·············· 5 朵

油菜 ··············· 80 克

西蓝花 ··· 20 克（2 朵）

洋葱 ··············· 50 克

柿子椒 ············· 30 克

大米 ··············· 50 克

黑芝麻 ············· 适量

调料

盐 ··················· 2 克

白糖 ················· 5 克

淀粉 ················· 5 克

姜片 ················· 5 克

生抽 ················ 10 克

葱末 ················ 10 克

蒜末 ················ 10 克

做法

1 鸡腿肉去骨切成丁，用盐、生抽、淀粉腌制 15 分钟。

2 香菇、油菜、西蓝花、洋葱洗净，洋葱、香菇、柿子椒切片，油菜、西蓝花、香菇放入锅中焯熟。

3 热锅烧油炒熟鸡肉后捞出，放入洋葱片、葱末、蒜末炒香，然后放入香菇片炒熟后加盐，再倒入鸡肉丁翻炒，加生抽、白糖和葱末，加适量水，小火炖 5 分钟后，将柿子椒片放入锅中，改大火翻炒，收汤。

4 盘中盛米饭（可用黑芝麻点缀）及煮好的西蓝花和油菜，将鸡腿肉装盘即可。

增肌小贴士

鸡腿肉中蛋白质的含量较高、种类多，而且消化率高，很容易被人体吸收利用，有增强体力、强壮身体的作用。非常适合减脂增肌的人吃，食用的时候为了避免摄入过多脂肪，可以去皮食用。

柠檬鸡胸杂粮饭

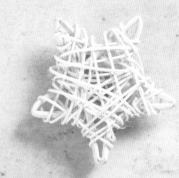

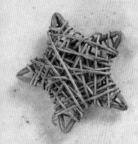

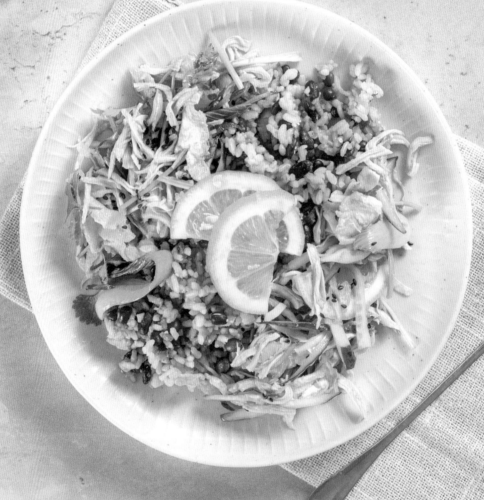

材料

鸡胸肉 · 1 块（80 克）

黄瓜 ················· 适量

油菜 ················· 50 克

鸡蛋 ················· 1 个

柠檬 ················· 半个

黑芝麻 ··············· 5 克

大米 ················· 10 克

糙米 ················· 10 克

黑米 ················· 10 克

玉米糁 ··············· 10 克

红豆 ················· 10 克

黑豆 ················· 10 克

调料

生抽 ················· 10 克

蚝油 ················· 5 克

料酒 ················· 5 克

醋 ··················· 5 克

香油 ················· 5 克

香菜 ················· 适量

葱末 ················· 适量

蒜蓉 ················· 适量

盐 ··················· 适量

姜末 ················· 适量

做法

1 将大米、糙米、黑米、玉米糁、红豆、黑豆提前清洗干净，浸泡 4 小时，然后连同泡米水放入电饭锅中，适当调整水量，煮熟。

2 油菜洗净切段；柠檬切片，其余部分用于挤柠檬汁；鸡蛋打散；香菜洗净；黄瓜洗净，切丝备用。

3 将生抽、蚝油、醋、香油放入碗中，挤上柠檬汁制成调味汁。

4 平底锅起锅淋上食用油，鸡蛋打散入锅炒熟，盛出；锅内放入油菜、炒熟，放入鸡蛋，撒上 1 克盐，淋上黑芝麻继续翻炒均匀。

5 将鸡胸肉中间横切一刀，加入葱末、姜末和料酒，将其煮熟。将煮熟的鸡胸肉过冷水，沿着纹理用手撕成丝。

6 餐盘中盛入杂粮饭，放入鸡胸肉丝、油菜炒鸡蛋，将调好的调味汁、香菜、柠檬片、蒜蓉、黄瓜丝、芝麻与鸡胸肉丝搅拌均匀即可。

增肌小贴士

煮鸡胸肉时，一般放点葱姜和盐就可以了，有的人如果觉得过于清淡，可以适当放点香叶、香草等，以丰富口味。

手撕鸡腿肉什锦饭

材料

鸡大腿 · 1 只（120 克）

柿子椒 ·············· 20 克

黄彩椒 ·············· 20 克

大米 ················· 50 克

玉米粒 ·············· 20 克

豌豆 ················· 15 克

胡萝卜 ·············· 15 克

调料

料酒 ················· 5 克

葱段 ················· 3 克

姜片 ················· 3 克

盐 ·················· 3 克

做法

1 柿子椒、黄彩椒洗净，切丝；胡萝卜洗净，切丁。

2 大米清洗干净，放入电饭锅中，加入玉米粒、豌豆、胡萝卜丁，加适量水，1 克盐，煮熟。

3 鸡腿冷水下锅，放入葱段、姜片、料酒，开火，水开后撇去浮沫，转中火煮 25 分钟，关火。

4 鸡腿捞出后，放凉，去皮，撕成条状，加入柿子椒丝，加上 1 克盐拌匀。

5 米饭搅拌均匀，放入餐盘中，鸡腿肉柿子椒丝摆放入盘即可。

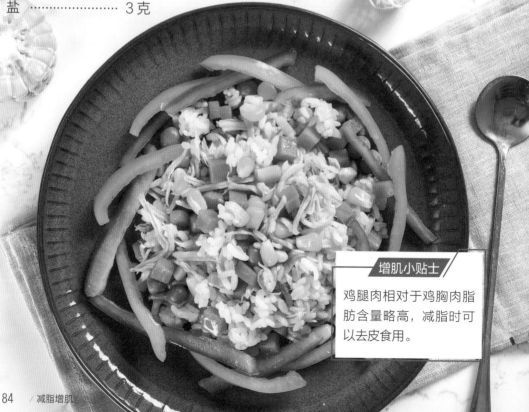

增肌小贴士

鸡腿肉相对于鸡胸肉脂肪含量略高，减脂时可以去皮食用。

蒜香黑胡椒牛肉粒拌时蔬

材料

牛里脊 ………… 100 克

黄彩椒 ………… 60 克

生菜 ………… 100 克

樱桃萝卜 ………… 2 个

调料

黄油 ………… 适量

蒜 ………… 1 瓣

黑胡椒粉 ………… 2 克

盐 ………… 2 克

做法

1 黄彩椒、生菜、樱桃萝卜清洗干净，黄彩椒切条，生菜撕碎，樱桃萝卜切片；牛里脊肉洗净，切丁。

2 平底锅烧热，放黄油，放入切好的牛肉丁，四面煎至金黄色，放入蒜片，撒上少许盐及黑胡椒粉调味。

3 将煎好的牛肉粒盛出与准备好的蔬菜拌匀即可食用。

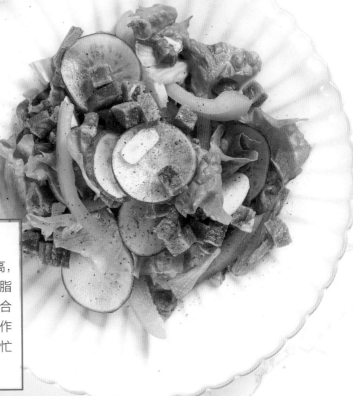

增肌小贴士

牛里脊肉蛋白质含量高，脂肪含量低，对于减脂或者增肌都是非常适合的，而且肉质细嫩制作简单，也非常适合匆忙的上班一族。

黑椒牛排意大利面

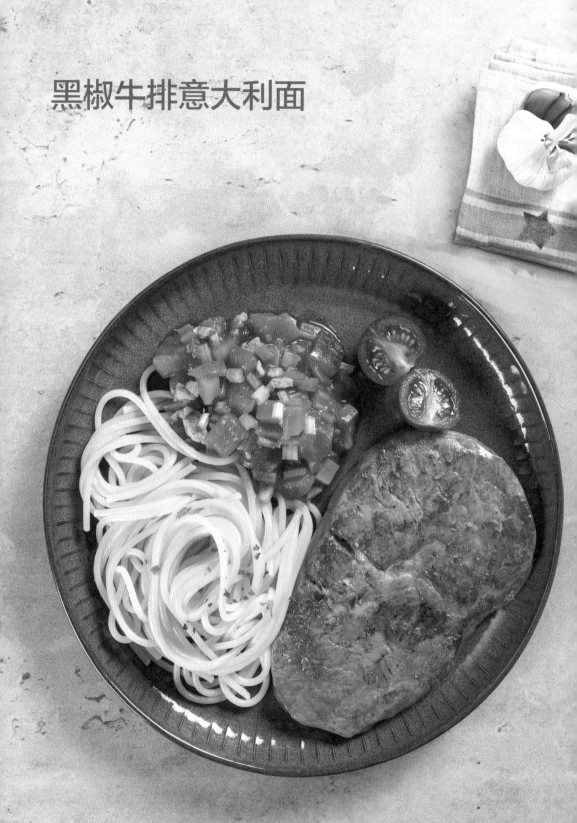

材料

菲力牛排 ……… 100 克

意大利面 ……… 50 克

胡萝卜 ……… 50 克

芹菜 ……… 50 克

洋葱 ……… 50 克

猪肉 ……… 30 克

番茄 ……… 1 个

调料

蒜末 ……… 5 克

番茄酱 ……… 10 克

橄榄油 ……… 3 克

生抽 ……… 5 克

香叶 ……… 1 片

黑胡椒粉 ……… 适量

盐 ……… 适量

欧芹碎 ……… 适量

做法

1 准备好材料，将牛排清洗干净，放入生抽、适量黑胡椒粉和盐腌制 1 小时；洋葱、番茄、芹菜、胡萝卜均洗净，切丁；猪肉切末。

2 平底锅滴入橄榄油，倒入洋葱丁翻炒，炒至软烂，放入胡萝卜丁、番茄丁继续翻炒，放入猪肉末、蒜末翻炒至熟，加入番茄酱翻炒，加入香叶、500 毫升沸水，改小火慢炖半小时，加入盐和芹菜丁煮 1 分钟，盛出放在盘中。

3 锅内烧水，下意大利面煮熟，捞至盘中。

4 平底锅加热，涂薄薄一层橄榄油，放入腌制好的牛排，中火煎至牛排变色，翻面煎另一面，可根据自身喜好延长煎制时间。盛出摆盘，撒上欧芹碎即可。

增肌小贴士

菲力牛排也称牛里脊、腰内肉，特点是瘦肉较多，高蛋白、低脂肪；西冷牛排、肉眼牛排等里边含白色的肉筋，脂肪含量会高一些，因此对有减脂需求的人来说菲力牛排为首选。

黑椒牛柳荞麦面

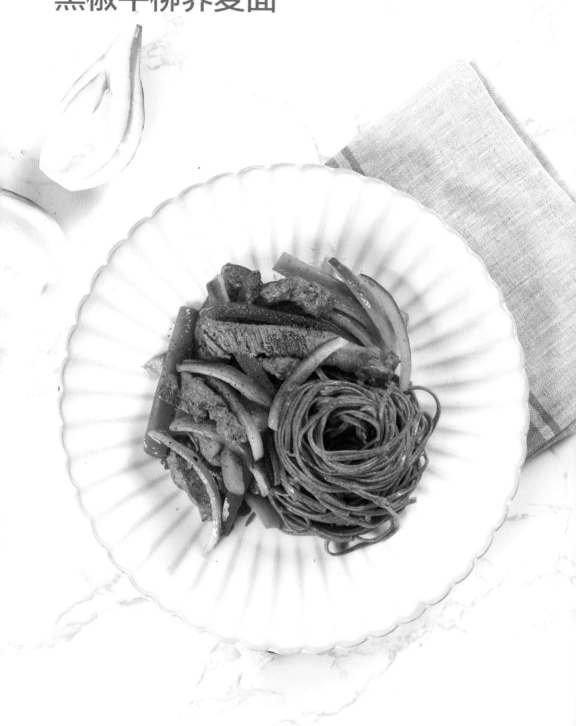

材料

牛柳 ················· 100 克

洋葱 ················· 20 克

柿子椒 ············· 20 克

红彩椒 ············· 20 克

荞麦面条 ·········· 50 克

调料

蒜末 ················· 10 克

蚝油 ················· 15 克

生油 ················· 适量

上汤 ················· 适量

料酒 ················· 5 克

淀粉 ················· 2 克

黑胡椒碎 ·········· 少许

做法

1 牛肉洗净，垂直于牛肉的纤维走向切成长条；洋葱、柿子椒切长条。

2 将切好的牛肉分次加少量水，用手抓揉，使牛肉充分吸足水分，加入料酒、黑胡椒碎、蚝油、生抽，以及少量的淀粉拌匀上劲，腌 30 分钟。

3 荞麦面入沸水中煮 2 分钟，捞出，过凉水，放入盘中。

4 锅内热油，六成热时，放入洋葱条煸炒至软，下入柿子椒，放少量盐调味，稍炒一下。

5 将洋葱和柿子椒都拨到一边，下腌好的牛肉条，迅速翻炒，待牛肉一变色，就将之与洋葱、柿子椒混合，快速炒匀，快速起锅摆盘即可。

增肌小贴士

牛肉富含肌氨酸，这使它对增长肌肉、增强力量特别有效。柿子椒含有抗氧化的维生素和微量元素，能增强人的体力。

酱牛肉减脂餐

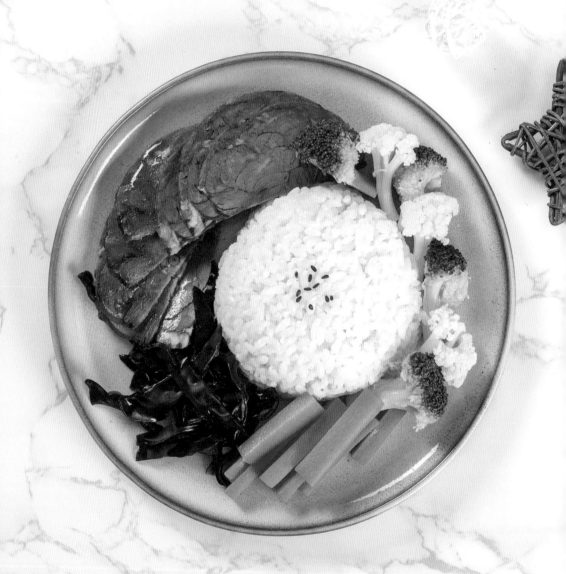

材料

牛腱子肉 ……… 1 千克

大米 ……………… 50 克

西蓝花 …………… 20 克

菜花 ……………… 20 克

胡萝卜 …………… 20 克

干木耳 …………… 5 克

黑芝麻 …………… 适量

调料

生抽 ……………… 10 克

老抽 ……………… 10 克

料酒 ……………… 10 克

豆瓣酱 …………… 10 克

香其酱 …………… 10 克

冰糖 ……………… 10 克

盐 ………………… 5 克

桂皮 ……………… 5 克

干辣椒 …………… 5 克

小茴香 …………… 5 克

蚝油 ……………… 5 克

葱段 ……………… 30 克

姜片 ……………… 30 克

蒜 ………………… 20 克

香叶 …………… 1 ~ 2 片

胡椒粉 …………… 2 克

做法

1 大米清洗干净，放入电饭锅内，加适量水，煮熟。

2 西蓝花、菜花掰成小朵，清洗干净，加盐浸泡 5 分钟，胡萝卜洗净切条，木耳洗净泡发 2 小时，然后起锅烧水，将西蓝花、菜花、胡萝卜条、泡好的木耳焯水至熟。

3 牛腱子肉切成小块，用清水浸泡 2 小时，放入锅中，加入清水，生姜片、葱段、料酒煮出血末捞出，再次清洗干净。

4 将洗干净的牛肉放入锅中，将剩余的调料放入锅内，加适量清水盖锅盖中火慢炖 1.5 小时。

5 炖好的牛肉，放凉，切片，每次取 100 克即可。（剩余的牛肉可以切片后放入保鲜袋，装入酱牛肉汤汁，冻藏，食用时拿出解冻）。

6 盛出米饭（可用黑芝麻点缀），将做好的食材摆盘即可。

增肌小贴士

牛腱子肉肉质鲜美，口感好，可以补充蛋白质和钙质，其还含有丰富的铁元素及锌元素，对促进增肌有比较好的效果。

什锦土豆泥

材料

土豆 ················· 200 克

胡萝卜 ··············· 20 克

玉米粒 ··············· 20 克

豌豆 ················· 20 克

调料

蒜末 ················· 3 克

盐 ··················· 1 克

胡椒粉 ··············· 1 克

做法

1 胡萝卜洗净切丁；玉米粒、豌豆洗净备用。

2 土豆去皮；切块，放入蒸锅蒸熟，用勺子碾成泥备用。

3 平底锅加热，倒油烧热，放入蒜末炒香，加入准备好的杂蔬翻炒 3 分钟，放入盐及胡椒粉，关火，加入土豆泥，用锅温将土豆泥炒拌均匀，盛出即可。

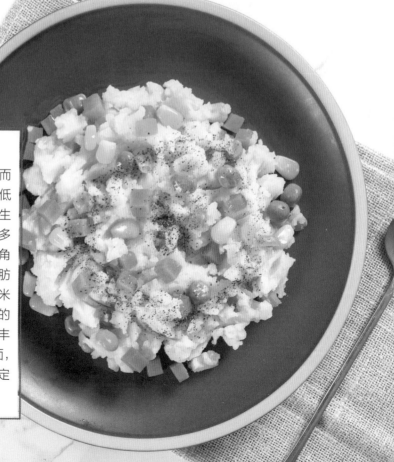

增肌小贴士

土豆不仅饱腹感强，而且营养价值高，高钾低钠，还含有丰富的维生素 C 及抗氧化能力的多酚类营养素。从减脂角度来说，土豆是低脂肪食物，热量也比同等米饭低，而且同等体积的土豆所含膳食纤维更丰富，GI 也低于精米细面，对于减脂来说具有一定作用。

减脂三色藜麦饭

材料

基围虾 ⋯ 5只（100克）

藜麦 ⋯⋯⋯⋯⋯⋯⋯ 30克

西蓝花 ⋯⋯⋯⋯⋯⋯ 50克

柿子椒 ⋯⋯⋯⋯⋯⋯ 40克

鸡蛋 ⋯⋯⋯⋯⋯⋯⋯ 1个

调料

蚝油 ⋯⋯⋯⋯⋯⋯⋯ 5克

橄榄油 ⋯⋯⋯⋯⋯⋯ 10克

料酒 ⋯⋯⋯⋯⋯⋯⋯ 适量

胡椒粉 ⋯⋯⋯⋯⋯⋯ 适量

做法

1 虾洗净，切背去壳去虾线，用料酒、胡椒粉腌制一会儿；三色藜麦提前洗干净泡发，用开水煮10分钟，闷5分钟，捞起备用；柿子椒洗净切丁；西蓝花过沸水烫一下备用；鸡蛋打散备用。

2 不粘锅放入少许橄榄油，放入鸡蛋液，翻炒均匀，改小火加入虾仁，翻炒均匀后，放入西蓝花和柿子椒丁；倒入藜麦翻炒，放蚝油炒匀即可。

增肌小贴士

藜麦富含维生素、多酚、类黄酮类、皂苷和植物固醇类物质。其所含脂肪中不饱和脂肪酸占83%，与虾搭配，非常适合减脂增肌。

藜麦双薯虾仁沙拉

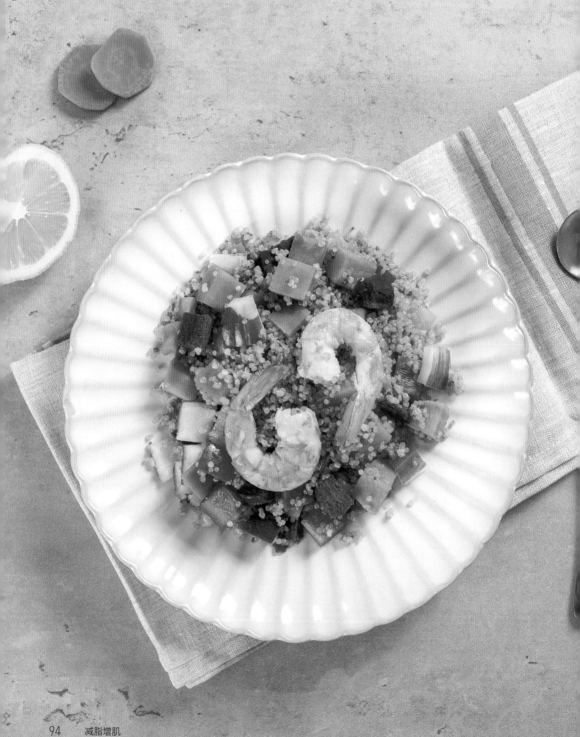

材料

藜麦 ……………………	30 克
虾仁 ……………………	80 克
洋葱 ……………………	30 克
柿子椒 …………………	20 克
红彩椒 …………………	20 克
紫薯 ……………………	50 克
红薯 ……………………	50 克

调料

料酒 ……………………	5 克
亚麻籽油 ………………	7 克
醋 ………………………	5 克
盐 ………………………	1 克
蜂蜜 ……………………	5 克
柠檬 ……………………	1/2 个
葱段 ……………………	5 克

做法

1 藜麦用清水反复冲洗 2～3 遍，以细目筛网沥干水分，放入电饭锅中，加适量水，焖成米饭。

2 藜麦米饭焖好后，继续焖 5 分钟，打开锅盖用筷子翻动藜麦，放在通风处降温，备用。

3 柿子椒、洋葱清洗干净切片；红薯、紫薯洗净，去皮，切成块，放入蒸锅中蒸熟。

4 虾仁去虾线，清洗干净，锅中放入清水、料酒、姜片、葱段烧开，将虾仁放入锅中，煮 3 分钟，捞出。

5 调沙拉汁，将亚麻籽油、醋、盐、蜂蜜、1/2 柠檬的柠檬汁，拌匀。

6 将所有食材放入盘中，淋上沙拉汁，搅拌均匀即可。

增肌小贴士

藜麦蛋白质含量与牛肉相当，其品质也不亚于肉源蛋白质与奶源蛋白质。藜麦所含氨基酸种类丰富，除了人类必需的氨基酸外，还含有许多非必需氨基酸，特别是富集多数作物没有的赖氨酸，以及丰富的矿物质以及维生素，糖含量、脂肪含量与热量都属于较低水平，特别适合减脂增肌人群食用。

油醋汁素食沙拉

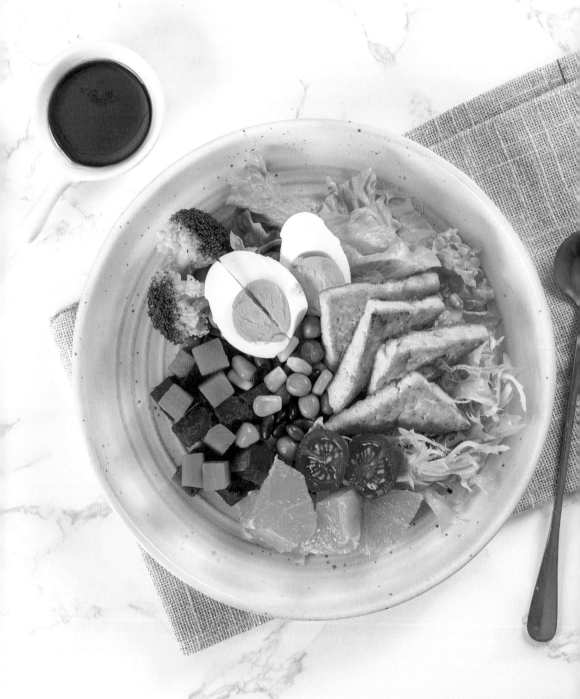

材料

豌豆	10 克
玉米粒	10 克
胡萝卜	20 克
西蓝花	20 克
橙子	80 克
鸡蛋	60 克
圣女果	20 克
生菜	30 克
紫薯	50 克
苦菊	10 克
黑豆	30 克
豆腐	80 克

调料

亚麻籽油	适量
醋	适量
盐	适量
蜂蜜	适量
柠檬	半个
橄榄油	适量

做法

1 黑豆提前 4 小时泡好，胡萝卜、圣女果、生菜、紫薯、苦菊、豌豆清洗干净，胡萝卜切块，圣女果切块，橙子去皮切块，紫薯切块，西蓝花掰成小朵盐水浸泡 5 分钟，豆腐切片。

2 调油醋汁，将亚麻籽油、醋、盐、蜂蜜、1/2 柠檬的柠檬汁，搅拌均匀即可。

3 蒸锅烧水，放入胡萝卜块、紫薯块蒸熟。

4 西蓝花焯水至熟，鸡蛋煮 5 分钟左右至熟，捞出放凉，切块；黑豆用高压锅煮 20 分钟左右，熟透，捞出。

5 平底锅放 3 克橄榄油，将切好的豆腐放入锅中煎至两面金黄，盛出。

6 将所有材料放入盘中，淋上油醋汁，搅拌均匀即可。

增肌小贴士

对于蛋奶素食主义的人来说，适当补充鸡蛋、牛奶可以弥补蛋白质摄入不足的情况。

香蕉紫薯卷

材料

紫薯 ……………… 120克

牛奶 ……………… 20克

吐司 ……………… 2片

香蕉 ……………… 2根

做法

1. 紫薯去皮，切块，用蒸锅蒸10分钟，至筷子能搓透；蒸熟后装入碗中，加入牛奶用勺子压成紫薯泥备用。

2. 吐司切掉4边，用擀面杖把吐司擀平，取部分紫薯泥均匀涂在吐司上，把香蕉去皮放在吐司上，卷起切段。

增肌小贴士

减肥期间容易出现便秘的情况，香蕉可以很好地缓解便秘。而且这个菜操作简单，对于上班族来说是一个不错的选择。

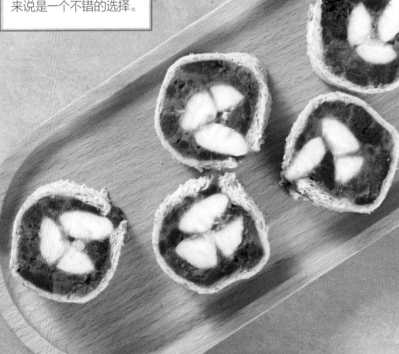

五花八门的增肌补充剂怎么选

蛋白粉的分类、科学依据

　　蛋白粉，大家都不陌生，一般是采用提纯的大豆蛋白粉、酪蛋白粉、乳清蛋白粉、豌豆蛋白或上述几种蛋白的组合，种类比较多，其主要用途是为缺乏蛋白质的人补充蛋白质。那么对于有减脂增肌需求的人来说，该怎么区分和选择呢？

分类	功能	适用对象	食用方法
乳清蛋白	乳清蛋白粉又称为动物蛋白粉，是从牛奶和鸡肉等食物中提取的动物蛋白质。由于人体和动物相同的氨基酸组成模式，使其最容易吸收和利用乳清蛋白。乳清蛋白不但容易消化，而且还具有高生物价和高蛋白质功效比值等诸多优势，被推为"蛋白之王"	所有人群	训练后的半小时（黄金时期），第二天早餐，一勺（5克）的量用温水（切记水温40℃以下）或用脱脂牛奶冲食
分离乳清蛋白	分离乳清蛋白是在浓缩乳清蛋白的基础上经过进一步的工艺处理得到的高纯度乳清蛋白，纯度可达90%以上。它拥有高含量的优质蛋白，能为某些特定人群比如婴儿和住院病人提供所需优质蛋白。同时分离乳清蛋白也含大量支键氨基酸可以极为有效地补充肌肉所需的养分，是目前最适合增加肌肉成长和病患恢复健康的营养补充品	减脂增肌人群，乳糖不耐受（喝牛奶会拉肚子或不舒服）人群	
增肌粉	增肌粉主要含的是快速吸收的碳水化合物和一部分蛋白质	体形消瘦人群，增肌人群	

分类	功能	适用对象	食用方法
缓释蛋白	缓释蛋白的主要特点是消化吸收慢，可以缓慢平衡地供给氨基酸，适合运动后摄入；主要成分是酪蛋白或者各种蛋白的混合 酪蛋白是一种蛋白分子较大，需要人体用更长的时间去吸收。一般需 7 ~ 8 小时才能完全吸收，所以它极适合在睡前食用，让人体在入睡到起床这段空窗期持续地吸收蛋白质，使得人体在全天都处于持续地营养吸收状态，让每日的蛋白质摄入达标更容易	减脂增肌人群	每次 3 茶匙（15克），用牛奶或温开水冲服，睡前服用
大豆蛋白	植物蛋白，吸收利用率比乳清蛋白差一些。原料便宜容易调味，很多代餐粉也选用大豆蛋白	需要补充蛋白质的人士，减脂或增肌人群，素食主义者	

如何判断你需不需要蛋白粉

很多人会比较纠结自己该不该补充蛋白粉，不是所有人都需要蛋白粉。一般来说，健身的成年人每千克体重需要 1.5 ~ 2.0 克的蛋白质，如果你运动强度不大，每千克体重 2 克就足够了。比如，你体重 60 千克，每天所需蛋白质的量在 120 克左右。如果平时饮食能保证每天 150 克肉类或鸡蛋等富含蛋白质的食物，就不需要额外摄入蛋白粉了。

增肌补充剂是增肌必需品吗

　　通过上一节，知道增肌粉也属于蛋白粉的一种。增肌粉除了含蛋白质之外还额外添加碳水化合物、矿物质、维生素等。在增肌阶段，如果日常饮食的热量摄入不足，可以使用增肌粉，在补充蛋白质的同时额外摄入一些热量，让身体的热量缺口饱和。而在减脂阶段，则应该使用蛋白粉而不是增肌粉。在减脂阶段的蛋白质需求依然在，但却是要严格控制碳水化合物、脂肪等热量的摄入。

　　当机体摄入充足的蛋白质和各种营养元素才能塑造出完美的肌肉，但是否想要增肌的人都需要补充增肌补充剂呢？其实，应该根据自身的训练目的和营养摄入量来具体选择。那么应该怎么区分不同增肌粉的功能，自己应该如何具有针对性地选择健身补充剂呢？

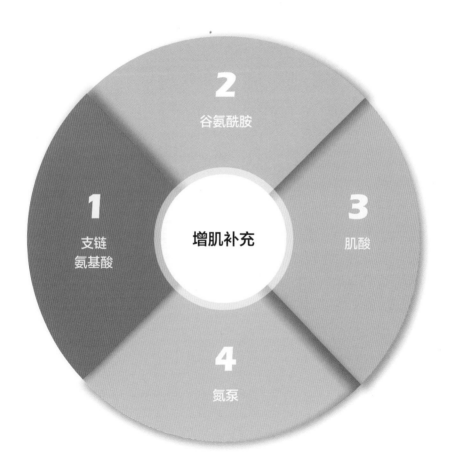

支链氨基酸

支链氨基酸可以在任何时间使用，但为了达到更好的效果，一般在训练前30分钟内和训练后30分钟内补充效果最好，每次补充3~5克，在这两个时间段内服用支链氨基酸，可以促进肌肉的生长和合成，还可以最大限度地防止肌肉流失。

谷氨酰胺

谷氨酰胺最好的摄入时间和蛋白粉一样是在一天中的清晨，睡前还有训练后，由于肌肉一整夜没有摄入营养，所以早晨起床时非常适合摄入谷氨酰胺，训练后摄入谷氨酰胺可以帮助肌肉更快地恢复。而睡前摄入则可以增加生长激素的分泌，能有效地增肌和减脂。谷氨酰胺一天摄入量最好在5克以内，3~5克最好，可以和蛋白粉一起食用。但有一点需要注意，谷氨酰胺对胃酸敏感，最好和食物一起服用，不要空腹摄入谷氨酰胺。

肌酸

肌酸，是人体内自然产生的一种氨基酸衍生物，它可以快速增加肌肉力量，加速疲劳恢复，提高爆发力。肌酸在人体内储存越多，力量及运动能力也越强。肌酸跟其他的补剂不太一样，在摄入肌酸后在体内停留一段时间，达到一定含量后才会发挥作用，而不是摄入后马上发挥作用。一天推荐食用量为5克，可与温水混合为1杯，温度不要超过40℃，或加入到乳清蛋白粉或者增肌粉中一同饮用。

氮泵

这是进阶健身者的最爱，其主要活性成分包括咖啡因、丙氨酸等。咖啡因可以刺激中枢神经系统，使大脑精力高度集中；丙氨酸有提高身体抵抗压力和减少身体疲劳的能力。但其名称未必有"顾名思义"的效果，只是产生比较兴奋的感觉。

千万别踩减肥中的饮食误区

牛油果适合减脂

在减肥期间，很多人会选择牛油果，原因是据说牛油果很健康，吃了不会发胖，而且很多健康餐中都配有牛油果。

首先，根据《中国食物成分表》给出的数据来看，牛油果的热量是100克171千卡，从这方面来讲，牛油果属于高热量食物，虽然营养很高，但热量也高，所以减肥时可以吃牛油果，但不能多吃，牛油果并不是十分利于减肥的食物。其次，很多人会说牛油里边含有的脂肪都是"好脂肪"，但其实这里所说的"好脂肪"也就是棕榈酸和硬脂酸，这两种脂肪酸都属于饱和脂肪酸。从这方面来讲，牛油果不如橄榄油。

"预进餐"可以减肥

"预进餐"也就是提前进餐，网上有一种说法是把晚饭时间提前至下午3~4点，这样可以减肥。

其实这是节食减肥的一种，靠延长不进餐时间来控制热量，以达到减肥的目的。这是一种不靠谱的方法，跟不吃晚餐减肥如出一辙。有的减肥者只是暂时性的体重下降，但同时新陈代谢也会随之下降。经过长时间的空腹，严重者还会引发一些胃肠疾病，以及内分泌紊乱等现象。减肥效果也不明显。对于减肥者来说，这样的方式也不利于长期坚持，一旦将进餐时间调整正常，也会出现反弹现象。

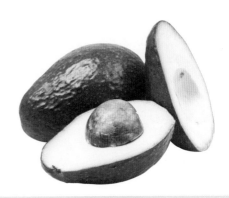

"高蛋白"减肥法伤肾

有很多人会有疑惑，减肥时多吃肉，多摄入蛋白质，会不会增加器脏负担，伤肾，不利于健康。

很多人会有这样的担心，其实推荐"高蛋白"饮食，蛋白质的摄入量只是比正常饮食稍微多了一点而已，比如我国蛋白质推荐量一般是每千克体重1克。减脂期，通常可以达到，每千克体重1.2～1.3克，增肌的时候可以达到每千克体重1.5～2.0克。完全在安全范围内。而且，无论是单纯的减脂还是增肌，都会搭配运动，运动人群对蛋白质的需求是要高于普通人群的。所以，对于正常健康人群来说，高蛋白饮食减脂是没有问题的。但已有肾脏问题的人高蛋白低碳水是不推荐的。

减肥时，不能吃主食

很多人为了拥有完美的身材，搜寻各种减肥"大法"，其中就有减肥不能吃主食这一说法，也就是不吃碳水化合物。

日常人们的碳水化合物通常都是从主食中摄取，主食主要为人体提供热量，供应血糖，维持日常生活代谢，当碳水化合物摄入过少时，血糖供应不及时，身体会自动开启调节机制，动用身体中储存的脂肪进行供能，而在脂肪的氧化供能过程中，会产生酮体"丙酮"，从感官上口腔中会产生烂苹果的味道，内在这种酮体会进入到大脑，对神经系统会产生一定的影响及危害。另外，也会引起低血糖、内分泌紊乱等一系列危害。所以减肥时，为了减少热量摄入，可以少些主食，或用其他粗粮杂粮等代替一部分精细主食，但不可以绝对不吃主食。

PART

3

优运动

增加肌肉
减重不反弹

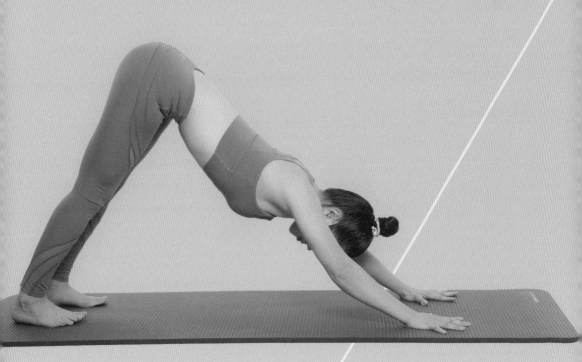

爱运动，先要保护自己不受伤

先从基础做起：宁轻勿假

宁可训练不足，也不要过度训练

很多刚刚进入健身圈的朋友都有一个通病：通常都尝试用自己能承受的最大重量去完成动作，而不是用较轻的重量，因为都有一颗迫切提升自己的心。其实这样运动往往会超出自己的力量控制范畴，这也是初期健身者的一个大忌，因为这样训练用不了几次就坚持不下去了。只有在较轻的重量下，建立合理的动作模式，才是最高效的方式，这也是能够长期坚持运动的一个重要原因。

对于训练，通常会出现两类极端群体，一类是保守主义者，一类是激进主义者。保守主义者更关注运动损伤、动作的规范和本体的感受，因此他们往往训练不足，可能比较容易进入平台期。激进主义者，更喜欢挑战自己的极限、尝试新鲜动作、尝试更大的训练负荷、推崇训练的快感，因此他们往往训练刺激过大，容易出现训练过度，也就是训练损伤。

在这里要明确一点，健身锻炼是一件长期的事情，若要终身受益，宁可训练不足，也不要过度训练。

不要照猫画虎，不求甚解

在做动作时，尽量每一个动作都要做满全程、尽力做到标准。在学习新动作的时候，需要让神经感受和控制肌肉，去体会动作的每一个细节、肌肉的每一个发力点。过重的负荷不仅让训练者无法体会动作的细节，也很难标准地完成动作。而且如果一开始就负重过大，还容易导致动作错误，比如练习侧平举，徒手训练就可以让训练者感受三角肌的发力感，如果一开始就直接拿哑铃训练，很容易让斜方肌代偿三角肌发力，导致动作错误，没锻炼到三角肌，反而锻炼了斜方肌。因此做动作时，要尽量做到标准，而不是照猫画虎、似是而非。

运动前热身，防运动损伤

提到热身，理由有很多，但大致可以归纳为两类。

优化后续训练中的运动表现

人体在静息状态下，一系列的生理机制所处的水平远低于最佳运行水平，处于静息状态下的身体并没有为运动做好准备，热身可以以较轻的活动量先行活动肢体，为随后更为强烈的身体活动做准备，从而提高后续激烈运动的效率和激烈运动的安全性，同时满足人体在生理和心理上的需要。

1 增大动作幅度

热身活动会引起能量消耗的增加，这些能量消耗会转化为热量。简单来说，热量会使肌肉温度升高有助于增加肌肉组织的弹性，从而潜在加大了动作幅度。

2 提升运动速度

热身活动可提高肌肉神经激活的质量，从而使肌肉收缩更迅速，主动肌和拮抗肌放松更快，这两点对提升运动速度至关重要。这些反应会导致运动员力量和爆发力的增加，并潜在提高其运动速度。

降低受伤风险

静息状态下的肌肉血流不佳，经热身运动后，肌肉血流量增加，可改善肌肉黏滞性及关节活动范围，进而肌腱、韧带和其他结缔组织的伸展性也随之提升，这对一些特别需要关节活动的项目至为重要。热身运动后，因体温升高，可改善身体的柔软性，这在一定程度上可以降低受伤的风险。

怎么进行一次完整的热身活动

什么是真正完整的热身，训练前跑 5 分钟，算是热身吗？跳 200 个跳绳算是热身吗？其实这都不算严格意义上的热身，一般情况下，正规的热身可分为一般热身、静止的肌肉拉伸、专项运动的热身和动态的肌肉拉伸。动态拉伸应在专业教练指导下进行，通常对于普通健身者来说，只需要做好一般热身、静态拉伸、专项运动热身即可。

一般热身	静止的肌肉拉伸	专项运动的热身	动态的肌肉拉伸

一次完整的热身

一般热身　5~10 分钟

身体微微出汗。其目的是简单地促进心率提高，刺激呼吸频率，增加血流量以及帮助运送氧料和营养物质给肌肉，同时帮助提高肌肉的温度。

静止的肌肉拉伸　5~10 分钟

能有效降低损伤风险，可提高肌肉的灵活性，主要对运动时需要的大肌群进行拉伸。

静止的肌肉拉伸　5~10 分钟

通过前面两个热身活动后，这部分是为运动员进行自己的运动专项所做的热身活动，热身活动反映出专项的特点，活动的动作与专项的内容相符合。

动态的肌肉拉伸　5~10 分钟

动态的肌肉拉伸应该是有较高灵活性和运动员才允许使用的。这种动态的肌肉拉伸包括控制软组织的平衡，摆动活动来扩大身体关节的活动范围，这种活动的力度是循序渐进增加，而不是激进和无控制的力量。

运动后柔韧性拉伸，肌肉增长不流失

运动前拉伸的目的是预防损伤，拉伸时通过拉长肌肉与肌腱来增加运动范围，这保证了运动者可以不受限制地自由运动，避免运动损伤发生。运动后的拉伸则起着完全不同的作用，其主要目的是促进肌肉及肌腱的修复，通过拉伸运动使肌肉与肌腱得到舒展，有利于防止肌肉僵硬，还能缓解因大强度运动而造成的延迟性肌肉酸痛。

以下几种情况尽量避免拉伸

妊娠期	受伤后	高烧时	关节发炎	有伤口

拉伸四原则

使用错误的方法拉伸无异于浪费时间，同时还增加受伤的风险，要注意，拉伸一块肌肉时，至少需要完成一个与该肌肉活动时相反的动作。

1 避免疼痛

很多人拉伸的时候会出现疼痛现象，认为这样才是精准的拉伸，说明有效果，其实是错误的，当拉伸时身体出现疼痛点，身体就会认为自己处于危险之中，并启动防御机制。肌肉出现酸痛时，会通过收缩来进行自我保护。这和我们拉伸的目的就背道而驰了。

2 缓慢拉伸

如果拉伸速度过快，身体会认为肌肉将被撕裂或受伤，于是身体会通过收缩肌肉来尽力保护它，从而无法完成动作。

3 拉伸正确的肌肉

虽然这一点看起来显而易见，但这也是很多人掌握不好的，正确的方法、正确的方向正确的强度才可以真正起到保护身体，而不受伤。

4 避免影响其他的关节和肌肉

拉伸时，粗心大意或者动作不规范，会对其他关节和肌肉产生负面影响，这也是很多人对拉伸这一观点有反对意见的原因。

运动受伤"急救包"

不积跬步，无以至"损伤"。一点点动作的变形，经过成千上万次的错误重复，就可能带来很严重的损伤。其实，每一次运动、健身和训练都会导致肌肉出现小幅度的损伤，而这种损伤和随之而来的炎症反应、肌肉的代谢紊乱，就是产生肌肉酸痛的主要原因。但是这些肌肉的损伤和代谢紊乱，也是身体修复肌肉、强化肌肉，最终促进肌肉生长的诱因。

就拿最简单的跑步来说，虽然这项运动常见，但因为跑步受伤的人多到难以想象，研究表明，至少 60% 的跑步人群因为跑步受过伤，包括但不限于肌肉拉伤、脚踝扭伤、跟腱疼痛等。

运动损伤身体信号

头晕 在健身活动中，除了开始练习某些旋转动作，一般都不会出现头晕的感觉。若发生头晕，则不应勉强活动。尤其是中老年人，应停止活动，就医诊疗。要特别注意心血管系统和颈椎方面的检查。

头痛 在体育活动中或活动后都不应该发生头痛。发生头痛时，应停止活动，侧重对神经、心脑血管系统进行检查。

渴 运动后常感到口渴，属正常现象。如喝水多，仍渴而不止，小便过多，这属异常现象，应检查胰腺内分泌功能。

气喘 气喘在运动中是一种正常现象，不同强度的运动会发生不同程度的气喘，经休息可恢复正常，这是正常生理现象。但若轻微活动就喘，且长时间休息还不能恢复，这属于异常现象。应停止活动，侧重对呼吸系统进行检查和诊疗。

饿 运动后食欲增加，属正常生理现象。但若食量骤增且持续，应去内分泌科检查胰腺分泌功能。

厌食 剧烈运动后，暂时不想吃饭，休息后食欲转好，这是正常现象。如果长时间不想吃饭而且厌食则属异常，应检查消化功能。

酸痛 刚开始活动，或者长久停顿后又恢复活动，或变换新的活动内容，都会引起某些部位肌肉的酸痛，这是正常现象。肌肉虽然酸痛，但一般不会引起功能障碍。若疼痛发生在关节或关节附近并且出现关节功能障碍，这就不正常了。应停止活动，检查关节有没有问题。

疲乏 健身活动后产生疲乏是正常现象，一般休息 15 分钟左右应有所恢复。如果持续数日不能恢复，则表明运动过量，可减少运动量。如减轻运动量后仍感持久疲乏，应检查肝脏和循环系统。

"RICE" 法则教你第一现场处理运动损伤

Rest（休息）

在平时的训练中，一旦受伤，首先要立即停止运动，立即休息。可以抑制肿胀和炎症，把出血控制在最小限度内。咬牙坚持只会让伤情变得更糟，以后恢复也会更困难，花费更多宝贵的时间。

在平时训练中，积极休息更加重要，出现伤痛之前，规划好训练与休息的平衡，给身体以足够的恢复时间。

Ice（冰敷）

对于一些急性创伤，在第一时间进行冰敷可以减缓伤情的发展。冰敷的作用在于使局部血管收缩、血液循环减慢，组织新陈代谢速度降低，从而达到抑制发炎的作用。注意不要让冰块直接和皮肤接触，并且每敷 15 ~ 20 分钟要休息半小时左右，避免肌体因长时间低温而受损。

大多数医疗急救包中都存有冰块和冰袋，如果现场没有专业设备，用冰镇饮料裹上塑料袋和毛巾一起也可做应急使用。

Compression（加压包扎）

在冰敷的间歇，即可以对伤处进行加压包扎。加压包扎可使患部内出血及淤血现象减轻，并能促进其吸收。进行这一步骤最简单且有效的工具是弹性绷带，包扎的部位选择伤处距离心脏较远的一端。包扎时也要注意不要太紧避免血液循环不畅导致机体损伤，如果出现皮肤颜色变浅或是疼痛加剧的现象，就要及时调整绷带的松紧程度。

Elevation（抬高）

将受伤的部位比如脚踝，抬高至高于心脏的位置，可以减少因重力而回流至伤处的血液，减轻内出血，加速恢复。视恢复程度不同，伤后的 1 ~ 3 天里尽可能抬高伤处的同时，避免用太热的水洗澡。

RICE 的顺序

1. 停止运动保持不动。特别是不要让受伤的部位活动。

2. 判断伤情。

3. 在患部敷上冰袋。

4. 用弹力绷带将冰包固定住。

5. 把患部举到比心脏高的位置。

6. 痛感缓解或者是经过 20 分钟把冰袋拿掉。

7. 使用海绵橡胶垫子和弹力绷带做加压包扎。

8. 根据损伤程度每小时或 1.5 小时用冰袋进行冷敷直到患部的疼痛得到缓解为止。

9. 睡觉时把弹力绷带拆去。

10. 睡觉时也要把患部举到比心脏高的位置。

11. 次日再进行一次 RICE 处置。

12. 若受伤严重，以上程序需坚持做两三天。

如果伤情依旧没有明显好转，及早就医寻求专业帮助。

肌肉是怎样炼成的

探究肌肉运动的秘密

运动解剖快速入门

　　肌肉可以分为三种不同的类型，即骨骼肌、心肌和平滑肌。大家平时所说的增肌，通常是指增强骨骼肌，骨骼肌一般附着在骨骼上，而且要附着在相邻两块以上的骨上，中间跨过一个或一个以上的关节，这样肌肉收缩发力时，才会牵引关节运动。很多人学习训练动作会觉得很难，根本分不清楚这个动作训练的是哪部分肌肉，一不小心就容易练错。实际上，出现这种情况是因为没有了解肌肉运动的原理，具体训练时才容易练错位置。其实很简单，了解肌肉要把握两个要点。

1 把肌肉想象成一根能收缩的链条，能长能短

链条缩短、拉紧，就产生力量。肌肉也一样，肌肉能自己收缩，收缩时就能产生力量，就是这个力量让我们的身体做出各种动作。

2 肌肉是附着在骨头上的，而且是跨越关节的

人体由骨骼支撑，人体的活动、动作其实都是因为骨在动。骨和骨之间形成关节，骨一动，关节的角度也就发生变化，肌肉的两端附着在骨上，而且是分别附着在不同的骨上，跨越关节。肌肉收缩，骨以关节为活动轴运动，就形成动作。

　　下面以肱二头肌为例，通过图示来迅速掌握肌肉的运动解剖原理。

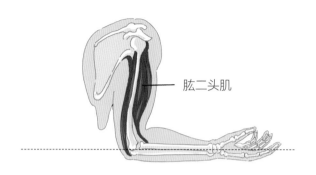

肱二头肌

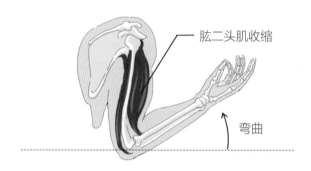

肱二头肌收缩

弯曲

通过解剖图，可以尝试找到自己的肱二头肌，想象一下，并且试一下，肱二头肌收缩的时候，在做什么动作。

肱二头肌一头连在前臂上，另外一头连在肩膀上。所以，它一收缩、一拉紧，形成的动作就是前臂向肩膀靠近。

很多人还是不明白哪个部位运动时，相应地锻炼了哪块肌肉，其实，只需要看看，这个动作使哪块骨靠近哪块骨，那么这个动作一般来说就是训练连接这两块骨的肌肉的。或者我们看关节，一个动作里，哪个关节活动了，那么这个动作一般就会训练到跨越这个关节的肌肉。

反过来说，想知道一块肌肉应该用什么动作去训练，只要关注肌肉附着在哪两块骨上，它跨越哪个关节。一个动作如果能让这两块骨靠近，关节角度发生变化，就能确定这个动作是训练这块肌肉的。

还是以肱二头肌举例，肱二头肌在肘关节上的作用就是屈肘，前臂靠近肩膀。所以，只要是屈肘动作，就都能训练到肱二头肌，如果想练肱二头肌，一般安排一个屈肘动作就可以了。

力量训练可以增加肌肉量

我们谈减脂、谈增肌，无非就是减少身体的脂肪，增加肌肉，直观地说，就是想让自己的线条变得漂亮，那么怎样做到减脂的同时保持肌肉量，最有效的方式就是进行力量训练。

在力量训练的过程中，肌纤维的结构遭到破坏，受破坏的肌纤维会需要大量的蛋白质来对其进行修复，在训练后得到充分修复的肌纤维就会增粗（与原来相比），在下一次训练中，已修复好的肌纤维结构再次遭到破坏，破坏后再次进行修复，肌肉围度就会持续增长。所以，肌肉的增长，实际上就是一个不断破坏——修复——再破坏——再修复的过程，而每一次的修复，都会使肌肉的围度有所增加。然而，想让肌组织受到破坏，训练要达到一定的强度才行。

女生是否应该做力量训练

很多人都知道女生想要练就一身肌肉是非常困难的事情，需要科学而且辛苦的力量训练，还有极度严苛的饮食管理，女性想要增加 3 千克肌肉，那更是难上加难。所以，女性们可以现实一点，我们先看看力量训练能够给减肥的女性带来的好处。最明显的好处就是体形和体态的重塑。肌肉的体积只有脂肪的四分之一到三分之一，如果减肥有效，体脂率明显下降，这时只要增加大约 5% 的肌肉，就能明显改变体形。另外，腰背部肌肉的力量增强，可以使腰背挺直，双肩展开，这就有效纠正了很多女性都有的含胸、探颈、圆肩、翼状肩胛骨等不良体态。这就是力量训练对女性最大的好处。因此，女性们不要看到力量训练就望而却步。

增肌小贴士

力量训练减脂又增肌

有很多人怀疑，力量训练是不是只能增肌，不减脂？这种想法是完全错误的，力量训练属于无氧运动，虽然不能直接消耗多少脂肪，但它的减脂体现在运动后。力量训练后的消耗非常明显，一次好的力量训练结束后，基础代谢率的提高甚至能保持到运动后 48 小时，如果坚持 4 周高强度的力量训练，那么减脂的效果能持续 1 个月。

肌肉训练微指南

生物学上有一句适用于大脑的著名格言"用进废退"，其实这条格言同样也适合肌肉，肌肉在人体里也是在不断的形成和消失，当身体不断反复地使用某一处肌肉，那么它就会变得粗壮，长时间"搁置"的肌肉，就会不断萎缩。

要锻炼人体中的哪些大型肌群？

可通过以下图示来认识人们平时需要锻炼位置，清楚这些位置，具体的动作才更有针对性。

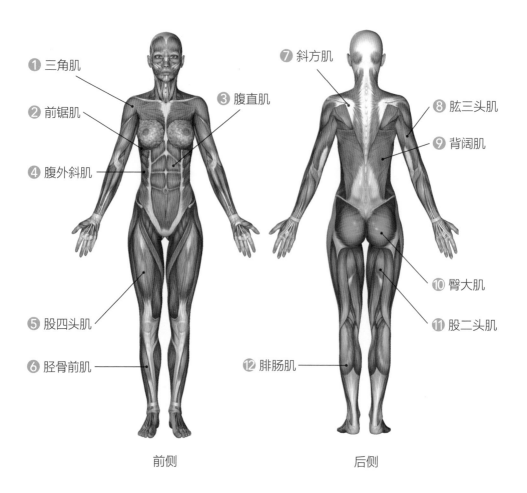

❶ 三角肌
❷ 前锯肌
❸ 腹直肌
❹ 腹外斜肌
❺ 股四头肌
❻ 胫骨前肌
❼ 斜方肌
❽ 肱三头肌
❾ 背阔肌
❿ 臀大肌
⓫ 股二头肌
⓬ 腓肠肌

前侧

后侧

肌肉的收缩方式

什么是肌肉的收缩方式，当人体运动时肌肉是怎么收缩的？跟增肌相关的收缩方式主要有三种，即向心收缩、离心收缩、等长收缩。

向心收缩

肌肉收缩时，长度缩短的收缩称为向心收缩，又称为缩短收缩。向心收缩时肌肉长度缩短、起止点相互靠近，因而引起身体运动。而且，肌肉张力增加出现在前，长度缩短发生在后。可以简单理解为，当人屈肘弯举哑铃时，肱二头肌收缩发力使前臂靠近躯干，就是向心收缩。一般情况下，不管训练用的是哑铃还是杠铃或者其他器械，只要哑铃片（或其他）是往上移动，那么训练者的肌肉或者肌肉群就是向心收缩。

离心收缩

离心收缩与向心收缩相反，肌肉在收缩产生张力的同时被拉长的收缩称为离心收缩。一般情况下，做增肌训练时，重物往下移动的过程，训练的肌肉（肌肉群）都是在做离心收缩。

等长收缩

指长度保持恒定而张力发生变化的肌肉收缩。在该收缩状态下，肌肉张力可增至最大。但由于不存在位移，从物理上讲肌肉并没有对外做功，然而仍需要消耗大量的能量。比如平板支撑，就是很多肌肉在做等长收缩。肌肉有张力，但身上没动，是静止的。

通过以上内容，大家已经了解了运功中肌肉的收缩方式，那么肌肉的收缩方式和减脂增肌训练有什么关系呢？

离心收缩通常比向心收缩更重要。离心收缩单纯与向心收缩比较，从肌肉增大和肌肉力量增长的效果看，离心收缩要比向心收缩好。并且快速离心收缩的增肌效果比慢速离心收缩的效果好。也就是说，人们做离心收缩的时候应该尽量控制让离心收缩做到位，而且要快速，但切忌不是仍！很多人，尤其是新手，举起哑铃的时候很卖力，但是放下的时候胳膊一松，哑铃几乎自由下落，这样的方式明显是错误的。

核心肌群训练，打好肌肉基础

核心肌群可以通俗地理解为肩膀之下，骨盆之上所有的肌肉，主要包括腹肌和腰肌。练好核心肌群就像打地基，打好了房屋才能稳定。万丈高楼平地起，练好核心肌群最受益的就是脊椎，核心肌群的训练会使腰椎的稳定性、平衡性、协调性等都随之增加。核心越强，运动时能召集的肌肉纤维越多，动作越灵敏，力量也会越强，当然运动效率也会大增。

通常初级训练者可以选择卷腹、平板支撑、俄罗斯转体、自重深蹲等来增强核心肌群的训练。对于有训练基础的健身者来说可以选择负重深蹲、俯身登山等来锻炼核心肌群。

增肌训练总体来说是这样的：

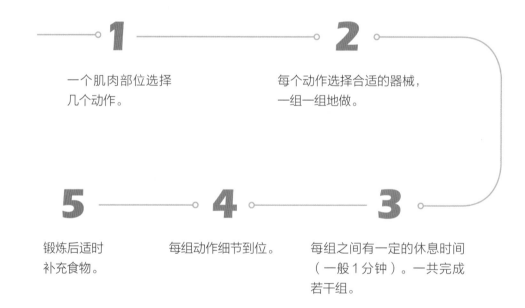

1 一个肌肉部位选择几个动作。

2 每个动作选择合适的器械，一组一组地做。

3 每组之间有一定的休息时间（一般1分钟）。一共完成若干组。

4 每组动作细节到位。

5 锻炼后适时补充食物。

运动对了，在家也增肌

一提到力量训练，你首先想到的是什么？肌肉？健身房里的重训机械？或者是哑铃？其实增肌不一定要在健身房进行，在家也同样可以进行增肌训练，只要你的方法用得对，你的训练依然会非常有成效。其实健身是随处随地的，并不一定要把健身局限在健身房，可以利用起身边各种物体来进行负重训练。

无器械健身

无器械运动无疑是最便利的，因为只需要健身者本身，不需要任何仪器或者设备，也就是说把你的身体当成最好的器械。而且这种健身是随时随地的，无论是居家，在户外旅行，出差在酒店，在哪里都可以完成。

有器械训练

在家里训练，如果一定要用器械的话，那么哑铃绝对是首选，像弹力带、平衡垫、脚蹬拉力器等，既方便，又占据空间小。不建议买偏大型的健身器材，例如跑步机，买来可能是刚开始几天新鲜，时间长了，往往就成为晾衣台，用之无味，弃之可惜。

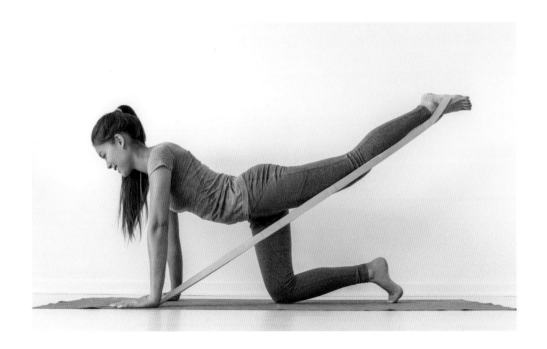

怎样利用家庭工具增肌

稳定性好的椅子、门、矿泉水瓶等都可以增肌，当然，家里的物品很多，很多都可以用来做力量训练，但在使用的时候一定要注意物品的稳定性以及安全性。

其实，在哪儿健身并不是最关键的，最关键的是用正确的方法坚持下去。有统计发现在家健身更容易让人坚持下去，你只需要一个杠铃、一对可调节重量的哑铃和一条长凳，甚至什么都不需要，仅此而已。

家庭健身怎么挑选哑铃

健身新手购买哑铃健身需要根据自己的实际情况，一般建议购买可以拆卸和组装的哑铃，因为这种哑铃既方便又实用。

健身的过程中，需要针对全身各部位的肌肉进行锻炼。比如练胸肌的时候会需要比较大的重量，因为胸肌是大肌肉，可以承受较大的重量。

如果是练手臂或者肩膀的时候，需要的重量会比胸肌小。因此锻炼不同肌肉需要不同的重量。

健身新手在购买哑铃的时候，既要考虑到小肌肉的锻炼，也需要考虑大肌肉的锻炼。一般建议购买一对可以自由拆卸和组合的哑铃，这个哑铃能够自由组合的重量分别为：2 千克、4 千克、6 千克、8 千克、10 千克、12 千克、14 千克、16 千克、18 千克、20 千克，这 10 档重量为最佳。

增肌小贴士

肌肉和脂肪可以相互转化吗

脂肪和肌肉是两种不同类型的人体组织，它们之间无法直接转化。在生长发育期，肌肉受到基因的调控，会形成一定数目的肌肉纤维。这是由干细胞转化的，经过合理的体育锻炼后，可以促进干细胞的转化，增加肌肉纤维的数量。如果生长发育结束后，肌肉纤维的数量就不会有太多变化。而通过锻炼和营养支持，比如健美加蛋白粉、牛肉等补充，只能够增加肌肉纤维的粗细，以上是影响肌肉的机制。

有关运动的基本知识

训练技巧

学好腹式呼吸，增强燃脂效果

学会腹式呼吸，能有效地增加身体的氧气供给，使血液得到净化，肺部组织也能更加强壮。这样人们就能更好地抵抗感冒、支气管炎、哮喘和其他呼吸系统疾病；同时由于横膈膜和肋间肌也在呼吸中得到锻炼，人们的活力与耐力都会相应得到增加，精力也就更充沛了。

腹式深呼吸简单易学，站、立、坐、卧皆可，随时可行，但以躺在床上为好。仰卧于床上，松开腰带，放松肢体，思想集中，排除杂念，也可说是进入气功状态。由鼻慢慢吸气，鼓起肚皮，每口气坚持 10 ~ 15 秒钟，再徐徐呼出，每分钟呼吸 4 次。做腹式深呼吸时间长短由个人掌握，也可与胸式呼吸相结合，这便是呼吸系统的交替运动。

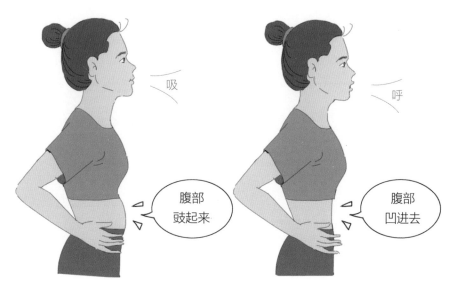

腹式呼吸法

脊柱中立位，安全有效运动的关键

脊柱中立位简单来说就是保持脊柱的自然生理弯曲，其实是非常难掌控的，实现真正意义上的中立位，概率是非常低的。通常情况下的脊椎中立位主要是通过形体状态来判断是否为脊椎中立位。找到一面竖立平整的墙面，以头部后侧、后背、臀部三点轻触墙面呈一条直线状态，我们认定为处于脊椎中立位状态。

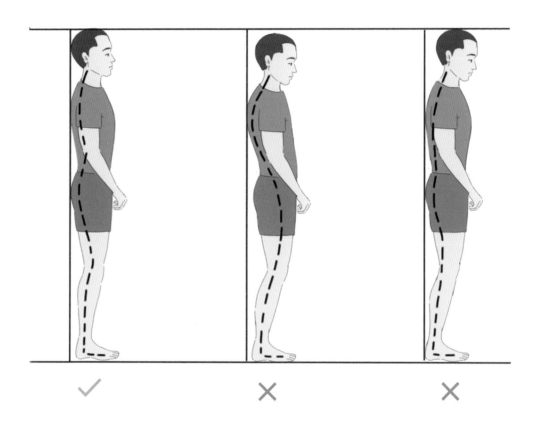

在生活中，保持脊椎中立位能够让你远离腰痛等疾病，对于一些想要有更大提升的健身者来说，应该要打好基础，从最初就适应脊椎中立位训练。脊柱在不处于中立位的状态下容易造成胸腔周围的肌肉和下背部肌肉长期处于紧张状态，并导致肩关节的活动度受限，腰酸等问题。上班族久坐导致的肩部疼痛、腰部疼痛都可以通过保持脊柱中立位获得缓解。在训练中，要尽量保持在脊柱中立位的状态下来完成硬拉、深蹲等动作，而不是弯腰完成。

训练方向

大体重基数的人现阶段怎么训练

对于体重基数大的人来说，起步比较困难，也比较痛苦，选择合适的运动方式很重要，常见的有氧运动例如慢跑、跳绳等通常是不适合的。但大体重减肥其实也有优势，一是体重大的人本身肯定会有不错的肌肉量，这是身体为了支撑体重而随之增长的；二则体重基数大，减肥一旦走上轨道，初期会有十分直观的效果。那么大体重基数的人通常应该怎样训练呢？

1 有舍才有得

把所有需要关节支撑体重，而且时间超过10分钟的运动都排除掉，比如跑步、跳绳，通通不要，游泳这种有浮力支撑的运动可以选择。

2 训练的同时必须严格控制饮食

体重达到一定程度的人，食欲一般相对比较强，所以必须用科学合理的方法控制食欲，努力将饮食控制到正常人的程度。

3 先无氧再有氧

大体重的优势在于本身肌肉有点力量，简单来说就是力气比较大，所以大体重的人进行无氧运动会比较容易。力量训练其实也能消耗很多热量，配合饮食控制制造一个不小的热量差，减脂效果也很好。而且力量训练能快速增强肌肉，这能很好地保护关节，这样瘦一点后再去做有氧运动就很安全了。

增肌阶段怎么运动

1 有氧力量结合增加肌肉耐力

很多刚开始想增肌的人，发现别人能做8~12组哑铃动作，同样的重量自己做6组就已经力竭了。这就说明肌肉耐力不够，可以通过跑步等基础运动锻炼来增强肌肉耐力，也可以用有氧和力量结合的形式提升耐力。

2 大强度间歇运动增加肌肉力量

想要增加肌肉力量，就要不断刺激肌肉，使其能够承受更大的重量。可以通过大强度间歇运动来增加肌肉的力量。做动作时不用太快，并注意通过两臂的宽度来加强背、肩、臂的力量。

训练强度

在进行减脂增肌的运动训练时，首先要清楚选择多大的增肌负重、做多少组、组间怎么休息、训练频率怎么安排等，这些都是我们训练的根本。

训练重量

说到增肌的训练强度，选择好增肌负重无疑是跟训练效果最相关的要素了。那么怎么选择适合自己的增肌负重呢。一般网上的增肌讲解，常会让人选择"8 ~ 12RM"的重量，这个意思就是说用一个重量来做动作，最多能重复8 ~ 12次。比如，拿起10千克的哑铃，你做到8 ~ 12次就没有力气了，那么这个就是最适合你的增肌负重。

一般可以这样选择：

新手选择10 ~ 12RM的增肌负重，一般通过加哑铃片的重量，逐渐地试几次就能试出来。

一般训练一段时间，发现自己的力量已经增长，原来的负重已经不能满足增肌的需求，那么就需要增加重量了。再次增加负重时，还是要遵循原来的法则，即每组只能完成规定次数的组数，也就是10 ~ 12RM。

个数、组数

在选择训练重量的时候，确定了重量，清楚了RM，其实也就是确定了每组的个数。

提倡增肌时每组最好用适合的重量完成至力竭，也就是直到做不动为止。如果还能多做三五个，那么可能选择的训练重量轻了，需要重新选择重量。

组数的选择，建议初学者每个动作做1 ~ 3组，中阶或者高阶训练者每个动作做3 ~ 6组。

组间休息

增肌时组间休息尽量控制在1分钟之内，如果冲击大重量可以休息1分半钟，让力量有所恢复。但是最多不要超过1分半钟。如果只是徒手或者重量轻的减脂，可以将组间休息控制在30秒内。

训练频率

训练频率是指同一部位的肌肉每周训练几次。一般来说足量的训练后，肌肉至少要4小时才能恢复，有些大肌群甚至需要72小时。当然训练频率是一个高度个人化的东西，每个人的体质不一样，所以也会有差别，不能一概而论，这里建议：增肌新手一个部位的肌肉每周训练2 ~ 3次就可以了。对于中高级训练者每周1 ~ 2次为宜。

训练装备

在健身时，选择合适的运动装备能够更好地保护锻炼者的身体，避免产生不必要的运动损伤，从而使训练更加高效。

护膝 护膝通常分为开放式和闭合式，平时训练选择闭合式护膝即可，有一定的弹性，带上后膝盖仍旧能自由活动，只是能感觉到髌骨被轻轻地勒紧了一点，这种轻度制动的护膝可用于平时运动中对膝盖的保护，而且这种护膝透气性非常好，平时带着基本不会感觉到有什么不方便。

健身垫 健身垫是居家训练的必备物品，具有防护、防震、防滑等作用。健身垫需要的材质回弹性一定要好，厚度一定要高。

哑铃 哑铃是健身爱好者增加肌肉训练最简单的健身器材了，小巧方便，占据空间小，男女同样适用。哑铃分为大小不同的重量，在购买时可以选择可调节重量的。

护腕 手腕是人们最常活动的身体部位，也是最容易受伤的部位之一，运动员手腕处出现筋腱炎的机会是很高的。要保护它不被扭伤或加速痊愈，佩戴护腕是一个有效方法。

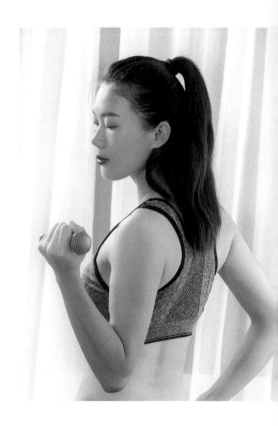

杠铃

杠铃是一种核心运动训练器材，也是举重所用器材。杠铃运动属于重量训练的一种，是利用杠铃训练器材来增进肌肉力量的训练。也可以利用杠铃进行核心训练，促进整体的协调性。

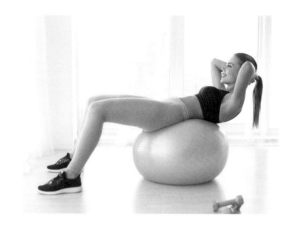

弹力带

弹力带是一种易于携带，使用简单方便且十分有效的小型体能训练工具，也被叫作弹力圈。一般可用于男士的力量训练及女士的修身方案。

健身球

健身球可以训练胸、腹、背、臀、腿等处的肌肉群，这些肌肉群在保持身体平衡、改善身体姿势以及预防运动损伤等方面都发挥着重要作用。

拉力绳

拉力绳训练方法可以根据自己的爱好进行自我调节。可以放在身后从水平方向练习，也可以固定在上面往下拉，训练模式比哑铃更丰富。还能依据绳子的长短、数量来增加强度，很有挑战性与趣味性。

平衡垫

平衡垫可以让训练者在身体不平衡状态下进行锻炼，当身体处于不稳定状态时，就会对肌肉，特别是腹横肌和神经进行刺激，从而提升身体核心部位的平衡稳定能力。

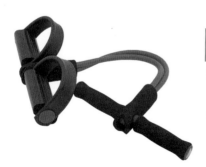

脚蹬拉力器

脚蹬拉力器是一种改良版的拉力器，不像普通的拉力器只能锻炼手臂和胸部，它还可以做到手脚配合。可以练手臂、腿、腰部、腹部等部位。

高效运动，
让脂肪 24 小时不停燃烧

持续性有氧运动

什么是有氧运动

　　有氧运动是指运动时体内代谢以有氧代谢为主的耐力性运动。有氧运动可提高机体的摄氧量，增进心肺功能，是达到健康效应的最佳方式。在有氧运动时，人体吸入的氧气是安静状态下的 8 倍。长期坚持有氧运动能增加体内血红蛋白的数量，提高机体抵抗力，抗衰老，增强大脑皮层的工作效率和心肺功能，增加脂肪消耗，防止动脉硬化，降低心脑血管疾病的发病率。

有氧运动必须具备三个条件

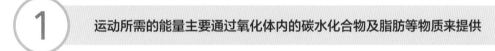

1 运动所需的能量主要通过氧化体内的碳水化合物及脂肪等物质来提供

2 运动时全身 2/3 的肌肉群都参与

3 运动强度在低－中等之间，持续时间为 15 ～ 40 分钟或更长

　　对于持续性的有氧运动来说，哪种减脂效果更好？显然是高强度的有氧运动。低强度的有氧运动脂肪提供能量的比例比较大，但因为运动强度低，消耗的脂肪总量一般比中高强度运动时消耗的脂肪总量少，所以减脂效果不如中高强度的有氧运动。

　　另外，有研究表明高强度运动跟低强度相比，更有抑制食欲的作用。从循环角度讲，运动时血液重新分配，更多血液流向运动系统，内脏的血液相应减少，胃黏膜的血液减少后食欲会减低，正如人在紧张的时候不想吃饭的道理是一样的。

有氧运动可因地制宜、量力而行

运动时间可每周 3 ~ 5 次，每次 30 ~ 45 分钟。

强度可因人而异，20 ~ 30 岁的人，运动时心率维持在每分钟 140 次左右，40 ~ 50 岁的心率每分钟 120 ~ 135 次，60 岁的心率每分钟 100 ~ 120 次为宜。

怎样选择适合自己的有氧运动

游泳、慢跑、跳绳、动感单车、椭圆机等都属于有氧运动。那么想要通过运动减脂的人应该怎么选择有氧运动呢？对于体重基数大的运动者或者平时运动量少的运动者，建议从对关节冲击小的运动开始。即使选择跑步机，也要从慢走开始，循序渐进。快走时可以增加一些坡度，因为平地快走前脚着地时膝盖是直的，有坡度后前脚着地膝盖会微曲，保持弹性，这样可以降低对膝盖的冲击力。如果体重基数不是特别大，可选择的方式就灵活很多。找自己喜欢并能长期坚持的，或者尝试换换花样都是可以的。

怎样制订有氧运动计划

有氧运动计划的制订应该是灵活多变且易操作的，要根据自己的实际情况来，比如有的人不喜欢早起，但下班的时候比较悠闲，在距离合适的情况下，可以用快走或者慢跑的方式来进行，把这样的方式安排在一周固定的几天，或者固定的时间，可以让人逐渐形成习惯，好习惯是计划成功的一部分。

7 日有氧运动计划举例

日期	运动
第 1 天	跑步 30 ~ 45 分钟
第 2 天	休息
第 3 天	跑步 35 ~ 45 分钟
第 4 天	休息
第 5 天	跑步 40 ~ 50 分钟
第 6 天	休息
第 7 天	跑步 45 ~ 60 分钟

注：把跑步换成其他有氧运动形式同样适用，注意根据自己的实际情况循序渐进地调节。

增肌小贴士

跑步、走路混搭是不错的方式，对于刚开始进行跑步的新手、心肺功能较弱或者体重较大的人来说，可以采用跑步走路混搭的方式进行锻炼。当跑步到疲劳的时候，开始走路，让心率恢复到舒适的状态，然后再次跑步，通过走路休息，这样可以让跑步这项运动更容易坚持下来，而且减肥效果也很好。

抗阻运动

是指肌肉在收缩时人为地给予一定的外加阻力，使运动时肌肉张力达到较高的程度，以提高肌力和肌肉耐力的运动，因此通常又被称为力量训练。根据是否负重又可以分为徒手训练和负重训练。徒手就是利用自身体重作为阻力进行训练，例如俯卧撑、平板支撑等。负重训练常见的有哑铃、杠铃等器械。

通常，人们通过抗阻运动可以增肌、减脂、增力（提升肌肉力量）。因此，普通健身者可以通过抗阻训练提升力量、燃烧脂肪、改善健康，同时塑造优美却不夸张的肌肉线条。

负重抗阻训练

对于有些运动基础的人来说，想要达到更好的塑形效果，都不可避免要选择抗阻力训练，负荷之后有一个良性的损伤（撕裂），然后再通过休息、营养补充，使肌肉恢复并且增长。这样的过程叫作超量恢复，抗阻力训练可以针对性地使肌肉高效工作，并且达到撕裂肌肉的目的。所以抗阻力训练对于增肌效果显著，也是现在主流的训练方式。

做好抗阻训练的三个要素

 保证训练动作准确

做抗阻训练掌握好相应的动作要点是非常重要的，动作精准才会有效果，而且也能避免运动损伤。

 训练负荷的控制

开始训练时负荷不要过大，可以先从对抗自身重力等抗阻运动开始，循序渐进地增加训练负荷。

制订好动作训练计划

合理科学的训练计划能让训练更加顺利，基本内容要包括训练前的热身，训练的具体动作和训练后的放松拉伸。

如何突破平台期

对于健身者来说，训练平台期是谁都可能遇到的健身节点，主要原因有两种，一是训练过度，二是身体对训练产生适应性。针对第一种，训练者要及时调整训练难度，让身体适当放松，别给身体太大压力；针对第二种，健身者需要提高训练难度，突破平台期。一般可以这样做：①增加训练动作的数量；②增加训练组数；③增加训练重量；④减少组间休息时间。

怎样制订抗阻计划

阻抗运动适用于有一定运动基础的人群，但不同需求的人制订的计划应该是不同的，要根据自己的实际能力调节。下面几种制订阻抗计划的方法可供参考。

	增加肌肉耐力	增加肌肉力量	减脂
频率	每周 3 次	全身锻炼每周 2 次；局部锻炼分步定期，每周 6 次（相同部位相隔 48 小时）	6 天分步定期训练
强度	最大阻力的 60%～70%	最大阻力的 80%～90%	最大阻力的 70%～80%
重复次数	12～16 次	4～6 次	12～16 次
组数	每个动作 2～3 组	每个动作 3～4 组	每个动作 3～6 组
组间休息	普通难度 30 秒，高强度 60 秒	组间休息 2～5 分钟	组间休息 30～60 秒
类型	标准自重训练、弹力带、器械训练	标准自由重量、器械训练	标准自由重量、器械训练

高强度间歇训练（HIIT）

高强度间歇训练（HIIT）是指在运动中，高强度（通常是 60 秒）和中低强度（通常是 30 秒）交替进行的运动方法。可以这样理解，HIIT 并不是一种训练体系，而是一种训练思路。

主要特征：一是高强度，二是低间歇。一般而言，训练中练习与休息的时间比值大约为 2：1（比如 30 ~ 40 秒的冲刺跑与 10 ~ 20 秒的原地踏步交替），整个过程一般持续 4 ~ 30 分钟。

一套详细的 HIIT 训练方法

HIIT 是通过多组、高强度的爆发期和低强度的恢复期组合而成的训练，使身体有氧、无氧供能系统同时运转，从而同时取得有氧和无氧的训练效果。进行 HIIT 训练，会比进行传统有氧运动项目更辛苦一些，但它所需要的时间仅仅是后者的二分之一甚至四分之一。因此 HIIT 可谓是一个快速减脂节约时间的利器。每天只需要 20 分钟左右就可以有效地锻炼到全身的主要肌群了，但没有运动基础的人需要谨慎使用。

一套 HIIT 训练计划包括四大要素

1 训练模式

一般可以分为标准 HIIT，爆发性 HIIT，Tabata 训练模式，由日本科学家田畑泉博士发明。

2 训练时间

以每天 4 ~ 30 分钟为宜，一周不要训练过于频繁，以每周 3 ~ 6 次为宜。

3 训练频率

新手开始时可以以增强心肺功能的有氧运动为主，每天进行一次训练，维持 2 ~ 3 周，继而逐渐过渡为每周 3 ~ 4 次的爆发性 HIIT 和 Tabata 训练模式。

4 高低强度训练时间比

新手开始时设定高低强度比可以为 1：2、1：3，随着训练水平的提高，将比例提升到 1：1、2：1、3：1。

如何制订 HIIT 训练计划

HIIT 一般可分为标准 HIIT、爆发性 HIIT 和 Tabata 训练这三种训练模式，都比较常见，制作计划比较简单，应用起来也很方便。

	标准 HIIT	爆发性 HIIT	Tabata 穿插训练
运动效果	可以快速改善健身者的健康和体形，并提高健身者的运动表现	可以帮助健身者快速燃脂、增强心肺功能、提高肌肉爆发力	非常适用于训练腹部，有效刺激腹部肌肉，燃烧脂肪
运动方式	标准 HIIT 可以安排在力量训练后或单独进行	训练一天，休息一天，休息日不宜做其他力量训练，以防训练过度	训练一天，休息一天，休息日不宜做其他力量训练，以防训练过度
运动时间	15 ~ 30 分钟	5 ~ 8 分钟	4 分钟
高低强度运动时长比	1：2（新手可以调节为 1：1、1：3）	一般时间比为 1：1（各 20 秒）	一般时间比为 2：1
适用人群	新手、减脂人群	有一定基础的减脂人群、增强肌肉爆发力	减脂塑形人群

循环训练

循环训练是一种综合训练模式，它将有氧运动和无氧运动结合在一起，不仅可以增加肌肉力量，塑造优美线条，还可以帮助提高肌肉耐力和心肺功能。循环训练同时结合了无氧运动和有氧运动的优点，能使健身者在最短时间内增强体能，改善体形。

循环训练的运动方式不同于传统力量训练或有氧训练。进行循环训练时，健身者需要选择多个训练动作，这些训练动作可以是力量训练（例如深蹲、俯卧撑），也可以是有氧训练（例如跳绳、跑步）；接着，按照一定的顺序将这些动作排列在一起，依次进行，每个动作之间不休息或者少休息，所有动作完成算一个循环。根据体能，健身者通常可以进行 1 ~ 5 个循环，每个循环之间休息 1 ~ 3 分钟。

如何制订循环训练计划

很多健身者都喜欢学习和模仿别人的健身计划，甚至直接按照别人的计划训练，而没有给自己制订一个合适的计划。其实没有人比你更了解自己，适合别人的不一定适合自己。那么，该如何制订一个属于自己的计划呢？

选择动作

这里我们拿徒手训练举例，不受时间、地点的限制。力量动作要以多关节训练为主，比如俯卧撑、徒手深蹲、弓箭步等；有氧动作可以选择跳绳、开合跳、高抬腿等。在整个循环训练中，可以加入以下爆发性动作，比如深蹲跳、击掌俯卧撑等。因为爆发性动作对身体的负荷是比较大的，所以不能安排过多。选择这样的动作可以调动更多的肌肉群，并且更快地燃烧脂肪。

有氧动作有两种选择的方案，一是按照时间来制订，比如跳绳 3 分钟后进行下一个动作；二是按照次数来制订，比如跳绳 100 次后进行下一个动作。

无氧动作有三种选择的方案，每个动作做到力竭，然后进行一下个动作；达到一定的次数后进行下一个动作；达到一定的时间后进行下一个动作。

循环训练举例

循环训练形式常见的有两种，一种是交替式循环训练，一种是标准循环训练。我们以两种运动举例，比如跑步和椭圆机，那么制订计划的时候可以以交替的形式来，先做 15 分钟的跑步，接着做 15 分钟的椭圆机。如果是多种运动也可以选择这样的方式。

交替式循环训练

训练动作	训练时间
跑步	15 分钟
椭圆机	15 分钟

跑步结束后，立即做椭圆机运动，做完算一次交替循环训练。

腹部标准循环训练

训练动作	训练时间 / 次数
剪刀腿	15 次
卷腹	15 次
坐姿两头起	15 次
平板支撑	45 秒

依次进行以上训练动作，每个训练动作之间不休息或尽量少休息，所有动作做完算 1 轮，共进行 3 ~ 4 轮，每轮之间休息 1 ~ 3 分钟。

不同部位标准循环训练

动作顺序安排	训练动作	次数 / 时间
全身动作	立卧撑	10 次
下肢训练动作	箭步蹲	25 次
上肢训练动作	哑铃弯举	15 次
下肢训练动作	原地登山跑	30 秒
上肢训练动作	哑铃颈后臂屈伸	10 次
腹部训练动作	卷腹	20 次
腹部训练动作	俄罗斯转体	20 次

依次进行以上动作，每个训练动作之间不休息或少休息，所有动作完成算 1 轮。共进行 3 ~ 4 轮，每轮间休 2 ~ 5 分钟。

目标清晰，运动更有针对性

4 周打造 A4 腰

拥有平坦、性感、无赘肉的腰腹是每个女性的愿望，而现在的年轻人每天久坐办公室也导致运动量严重不足，所以，想要拥有迷人的 A4 腰，就要抽出时间重点训练，此计划对于男女性都适合。每次两组就是一个动作要持续做两次，每组的个数，可根据自己的承受能力有些许变动。

周一	腹肌激活 ×1组 ×（20秒/组） 侧平板式上举 ×2组 ×（12～16次/组） 俄罗斯转体 ×2组 ×（12～16次/组） 躺姿钟摆 ×2组 ×（12～16次/组） 腹部拉伸 ×2组 ×（12～16次/组）	组与组之间 休息 30 秒
周二	休息	
周三	腹肌激活 ×1组 ×（20秒/组） 侧平板式上举 ×2组 ×（12～16次/组） 平板支撑 ×2组 ×（30秒/组） 躺姿钟摆 ×2组 ×（12～16次/组） 腹部拉伸 ×2组 ×（12～16次/组）	组与组之间 休息 30 秒
周四	休息	
周五	腹肌激活 ×1组 ×（20秒/组） 侧平板式上举 ×2组 ×（12～16次/组） 俄罗斯转体 ×2组 ×（12～16次/组） 平板支撑 ×2组 ×（30秒/组） 腹部拉伸 ×2组 ×（12～16次/组）	组与组之间 休息 30 秒
周六	休息	
周日	休息	

腹肌激活

训练部位 腹横肌

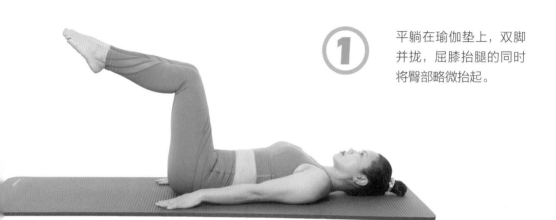

① 平躺在瑜伽垫上，双脚并拢，屈膝抬腿的同时将臀部略微抬起。

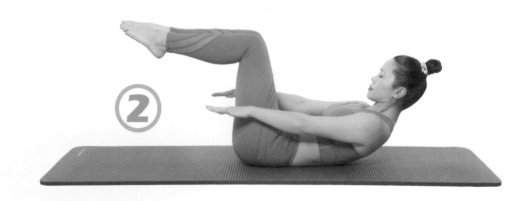

② 下背部用力贴紧地面绷紧身体，肩部略微离地，同时上下振动双手刺激腹肌收紧，保持均匀呼吸。

动作纠错 腹部要保持绷紧，靠腹部力量将两头抬起，下颌始终贴紧颈部，同时后缩颈部，避免用力伸头，导致颈部疼痛。随着锻炼时长增加，腹部会有灼烧感。

侧平板式上举

侧躺，左手臂屈肘支撑于地面；右手（上侧手）微微叉腰，侧面身体垂直于地面、不歪斜。右脚屈膝微微撑于地面，左脚与脚尖伸直。抬头挺胸、收下颌，眼睛直视前方。

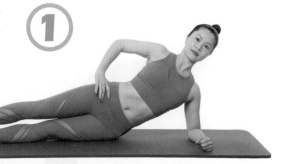

维持骨盆与脊柱在良好曲线、腹部核心稳定，接着开始动作，下半身撑起离开地面，运用侧腰、腹部的力量，维持脊椎中立的姿势，让身体呈直线，且肩膀放松，建议维持30～60秒，依个人能力、量力而为。

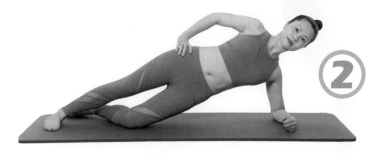

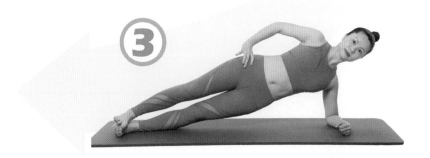

回到起始位置，重复及交替动作。进阶可以双脚伸直离开地面，或是上侧手可以举高、朝天花板的方向，能同时训练平衡感。

动作纠错

在做此动作时，要尽量保持身体呈一条直线，不弯曲，也就是不要臀部后拱，或者弓腰。

俄罗斯转体

坐在健身垫上，膝盖弯曲，双脚碰到地面；上半身与地面大约呈 45 度，注意拉伸脊柱躯干和大腿呈一个 V 字形，双臂伸直向前，两手手指交叉，随后保持腿部固定。

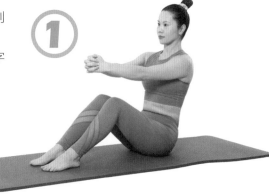

将身体向右转，同时吸气，再回到中心位置，之后以同样的方式将身体向左转，同时呼气，此为一次反复。

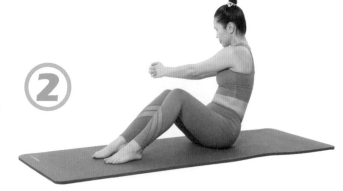

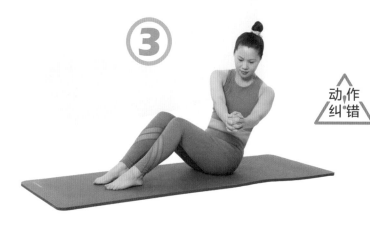

动作纠错

在做这个动作的时候要用腹部进行收缩，放松腰背部肌肉，而不是把力量转移到腰背上。

扫一扫，看视频

平板支撑

腹横肌、腹直肌、竖脊肌

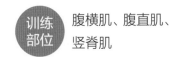

俯卧于地面上，双肘弯曲支撑躯干，双手置于肩关节前，脚跟离地脚趾支撑，将身体往上推，仅用肘部和脚趾支撑在地面。

①

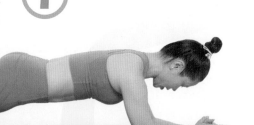

确认肩背是平直的姿势。从头到脚保持一个平面，若这个姿势可以稳定维持，可以逐步增加支撑的时间。有的人觉得平板支撑时间过短，可以按照这个动作开始，也可以起到锻炼的效果。

②

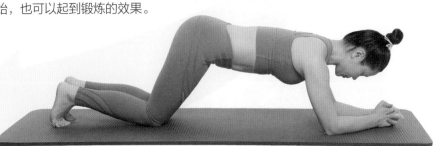

动作纠错 平板支撑看起来很容易，但也非常容易出错，很多人习惯塌腰，正确做法应该是动用核心力量，想象肚脐正向脊椎推挤。这样既可以让躯干持平，也可以保护脊椎安全。在过程中，低头或者抬头也是常见的错误。

躺姿钟摆

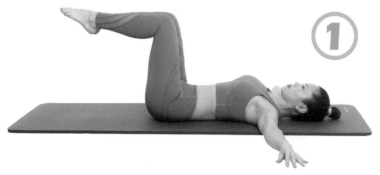

① 仰躺，双手张开、掌心贴地；双脚抬高，并且屈膝离开地面、双脚并拢，维持身体自然体线、腹部核心稳定。

接着开始动作，双脚朝右边旋转，左边侧腰、臀部微微转动；接着再换边。

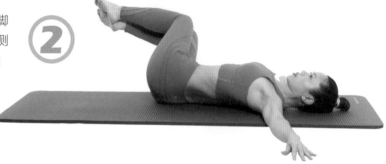

②

③

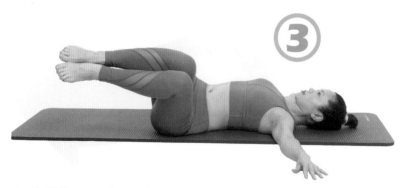

回到起始位置，重复及交替动作，保持自然呼吸。若双腿扭转时，感觉后背、脊柱不舒服，可垫个毛巾，减缓疼痛感。

 动作纠错

在做此动作时，双腿尽量保持水平，重点是腹部要稳定，不要随着身体的摆动而左右摇摆，靠双腿的力量让腹部发力。

腰部拉伸

跪姿，双膝靠于胸前，
手肘触地位于肩膀下方。

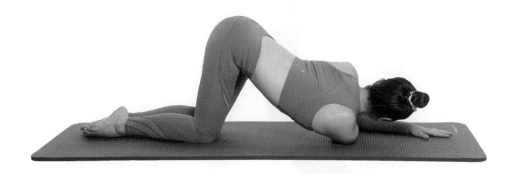

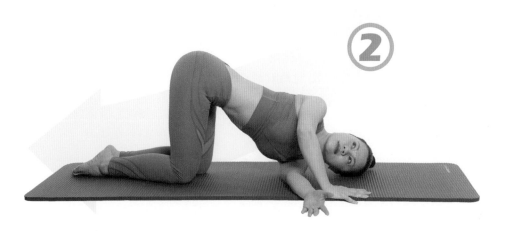

一手跨过身体的另一侧，尽量伸展手臂，至同侧的身体外侧有伸展感，
维持 10 ~ 30 秒。换另一边做同样的动作。

4 周告别小肚子

腹部是特别容易堆积脂肪的部位，不论男女，都想要一个平坦腹部，腹部的赘肉是很多女生不能忍受的，那么怎么减掉腹部脂肪，练就平整的腹部呢？

周一	四点支撑 ×2 组 ×（20 秒/组） 卷腹 ×2 组 ×（12 ~ 16 次/组） 俯身折合摸脚 ×2 组 ×（12 ~ 16 次/组） 仰卧起坐 ×2 组 ×（12 ~ 16 次/组） 腹部拉伸 ×1 组 ×（30 秒/组）	组与组之间 休息 30 秒
周二	休息	
周三	四点支撑 ×2 组 ×（20 秒/组） 俯身折合摸脚 ×2 组 ×（12 ~ 16 次/组） 仰卧卷腹转体 ×2 组 ×（12 ~ 16 次/组） 仰卧起坐 ×2 组 ×（12 ~ 16 次/组） 腹部拉伸 ×1 组 ×（30 秒/组）	组与组之间 休息 30 秒
周四	休息	
周五	四点支撑 ×2 组 ×（20 秒/组） 卷腹 ×2 组 ×（12 ~ 16 次/组） 俯身折合摸脚 ×2 组 ×（12 ~ 16 次/组） 仰卧卷腹转体 ×2 组 ×（12 ~ 16 次/组） 腹部拉伸 ×1 组 ×（30 秒/组）	组与组之间 休息 30 秒
周六	休息	
周日	休息	

四点支撑

双手撑地，前脚掌撑地，身体与大腿夹角呈90度，膝关节夹角保持90度。

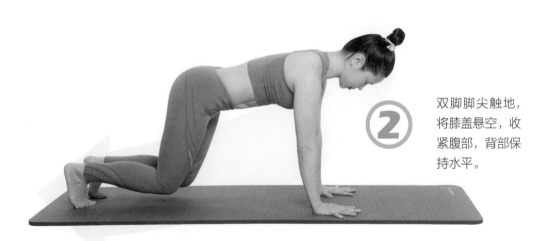

双脚脚尖触地，将膝盖悬空，收紧腹部，背部保持水平。

四点支撑是一个很常见的动作，然而也是出错率比较高的动作，训练者容易弓腰，还是要强调保持脊柱中立位。如果锻炼时颈肌（胸锁乳突肌、斜角肌、上斜方肌）过紧，就需要花点时间将颈椎放到中立位。另外，就是应注意要通过横膈膜完成呼吸，而不要过多地动用其他肌肉间接地辅助呼吸，也就是腹式呼吸。

卷腹

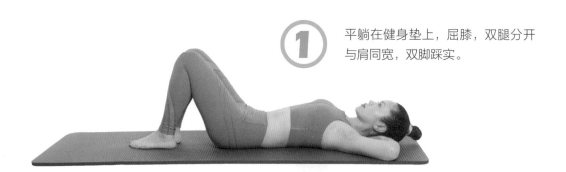

① 平躺在健身垫上，屈膝，双腿分开与肩同宽，双脚踩实。

双手扶于两耳旁，用腹肌的力量将肩部和上背部卷离地面，在最高点略停顿。

②

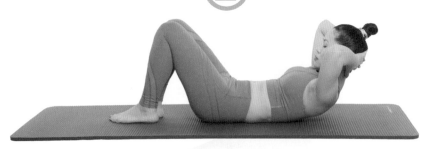

③

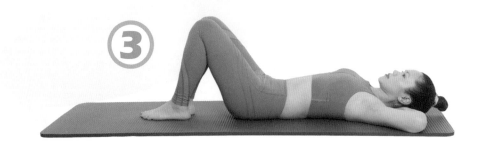

 动作纠错　卷腹时，下背部保持紧贴地面，手肘保持向外打开，注意不要抱头。

俯身折合摸脚

首先要保持一个俯身支撑的姿势。

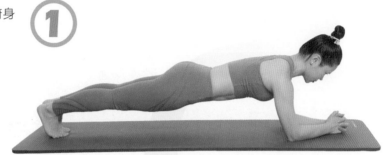

扫一扫，看视频

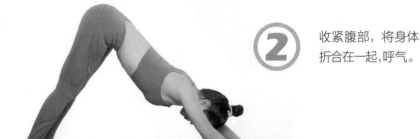

收紧腹部，将身体折合在一起，呼气。

尽量让一只手伸向脚尖，完成一个摸脚动作，然后换另一侧重复动作。

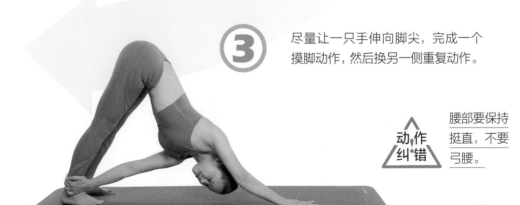

动作纠错　腰部要保持挺直，不要弓腰。

仰卧卷腹转体

身体平躺在垫子上，双腿
屈膝，双手打开分别放到
耳侧。

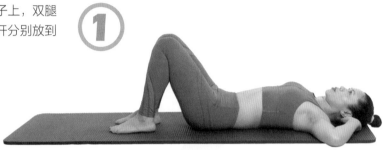

深吸气，卷腹，摆动身体，
使另一侧的肘关节去触碰另
一侧的膝盖。

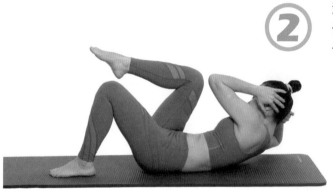

这时开始屈腿的一侧还原
到伸直的状态，但要保持
离地，在转体的过程中吸
气，肘关节触碰到膝盖的
一刹那呼吸，然后反复进
行练习。

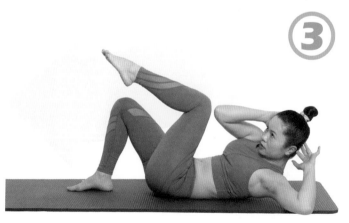

仰卧起坐

仰卧在地上，两腿屈膝，稍微打开与髋同宽，脚底平放在地上。

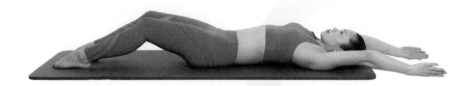

上半身完全与地面贴合。屈肘，手掌轻轻触碰两边耳朵。

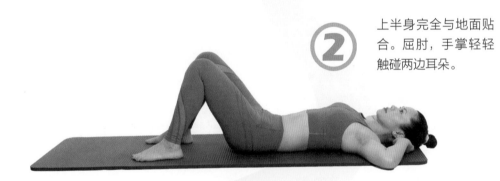

吸气，吐气的时候慢慢向上蜷曲，头部及肩膀离地，手臂保持打开。

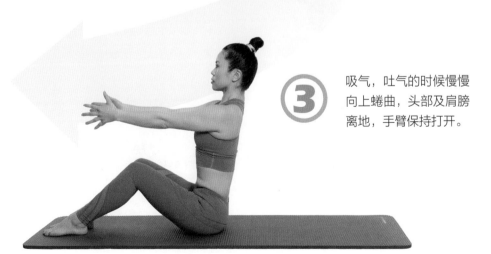

腹部拉伸

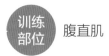
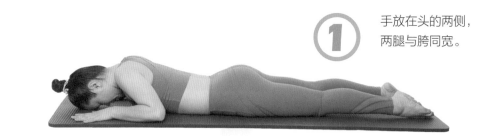

① 手放在头的两侧，两腿与胯同宽。

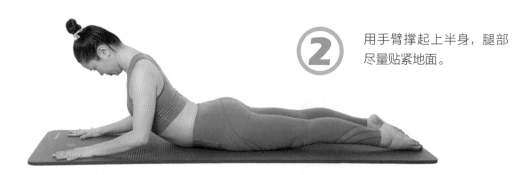

② 用手臂撑起上半身，腿部尽量贴紧地面。

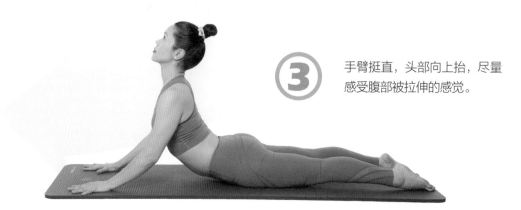

③ 手臂挺直，头部向上抬，尽量感受腹部被拉伸的感觉。

 动作纠错　俯卧拉伸时要注意拉伸腹部的肌肉，而腰部要尽量放松，不要过度用力。

4 周瘦出漫画腿

人们对纤细的大长腿是毫无抵抗力的，几乎每个女性都想要一双漫画腿。想要练就完美的漫画腿就要运动刺激大腿前侧和大腿后侧肌群，也就是股四头肌和股二头肌，比如深蹲就会同时刺激股四头肌和股二头肌。当然想要漫画腿，也需要同时锻炼臀部，扁平的臀部也会让腿部看起来又粗又短。

周一	左侧卧抬腿 ×2组 ×（12～16次/组） 右侧卧抬腿 ×2组 ×（12～16次/组） 原地登山跑 ×2组 ×（16～20次/组） 俯卧交替后抬腿 ×2组 ×（40秒/组） 箭步蹲 ×2组（12～16次/组） 腿部拉伸 ×1组 ×（30秒/组）	组与组之间 休息 30 秒
周二	休息	
周三	左侧卧抬腿 ×2组 ×（12～16次/组） 右侧卧抬腿 ×2组 ×（12～16次/组） 原地登山跑 ×2组 ×（16～20次/组） 自重深蹲 ×2组 ×（20秒/组） 俯卧交替后抬腿 ×2组 ×（40秒/组） 腿部拉伸 ×1组 ×（30秒/组）	组与组之间 休息 30 秒
周四	休息	
周五	左侧卧抬腿 ×2组 ×（12～16次/组） 右侧卧抬腿 ×2组 ×（12～16次/组） 自重深蹲 ×2组 ×（20秒/组） 俯卧交替后抬腿 ×2组 ×（40秒/组） 箭步蹲 ×2组（12～16次/组） 腿部拉伸 ×1组 ×（30秒/组）	组与组之间 休息 30 秒
周六	休息	
周日	休息	

左（右）侧卧抬腿

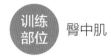 训练部位 臀中肌

扫一扫，看视频

① 左侧卧于垫子上，左手托住头部，右手放在肚脐前。将手掌张开，掌心向下用力撑住地面。后脑勺、肩膀、臀部和脚跟应该保持在一个平面上，身体形成一条直线。

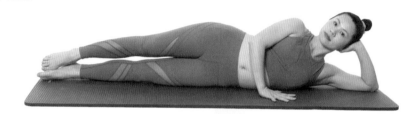

② 保持自然呼吸，放松身体，然后吸气绷直脚尖，慢慢地向上抬起右腿。注意始终保持髋部垂直于地面。

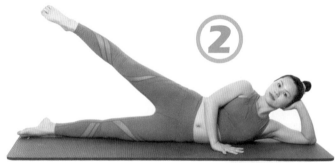

③

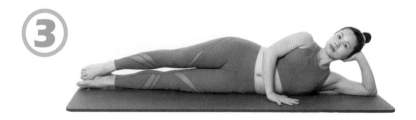

呼气，上面的那条腿缓慢地向下放，还原，直至与下面的腿并拢一起。如此反复。

 有人认为将脚抬得越高越好，运动幅度大，运动效果好，这样的想法是错误的，过大的幅度不利于臀中肌的锻炼。每次上侧腿放下时，也要注意要缓慢。

原地登山跑

俯身呈俯卧撑状，双手撑地、身体完全伸直。用手和脚趾支撑你的身体重量，身体应形成一条直线。

①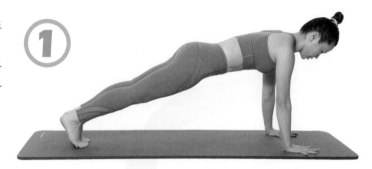

② 先向前迈出右腿，弯曲并置于胸部下侧。

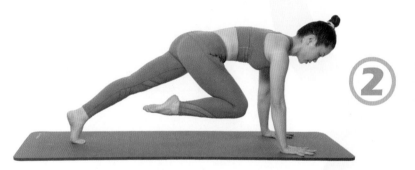

③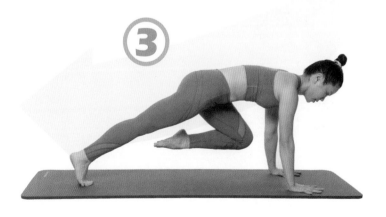

腹部核心肌肉始终保持紧张，臀部发力带动双腿运动，幅度尽量大。

快速吸一口气后前后腿同时用力在空中互相变换位置，落地以后就成为右腿在后而左腿取而代之放在前侧位置。依次循环。

自重深蹲

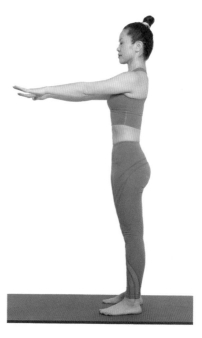

身体直立，双脚分开与肩同宽，双手向前水平伸直。

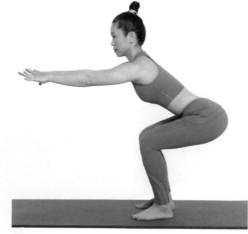

膝盖弯曲，保持背部挺直，臀部向后坐，身体向下蹲，同时吸气。直至大腿与地面平行。然后起身回到起始位置，同时呼气。

做这个动作时，要保证膝盖正常打开，不要内扣，同一侧的脚尖、脚踝、膝盖、髋关节四点在一条直线上，动作最安全。另外，有人深蹲的时候喜欢后脚跟离地，这样重心就都压在前脚掌上，这也是常见的错误。

俯卧交替后抬腿

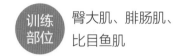

俯卧在健身垫上，双腿伸直，双手放于身体两侧。

①

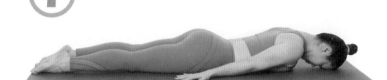

② 收紧腹部，左腿向上抬至最高点，挤压你的臀部和腿后肌群。

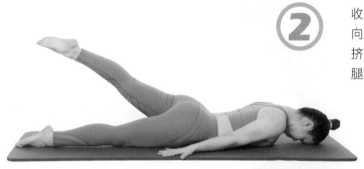

③

动作纠错 确保每一次动作都在你的控制下完成，不要过快落下。

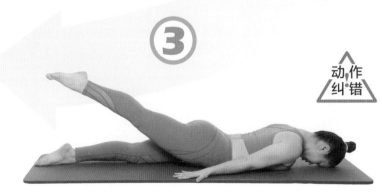

左腿缓慢放下，同时右腿向上抬起至最高点。

箭步蹲

训练部位　股直肌、股中肌、股外肌、股内肌

双手垂在体侧，挺直腰背、目视前方，吸气，右腿向前方迈出一大步，同时下蹲，重心前移，直到左腿膝盖快接触地面，左腿下蹲到较低位置时脚跟抬起。

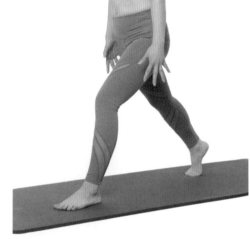

② 抬头挺胸腰部收紧，呼气，双腿同时发力，站起的同时右腿向后收回，重心后移。

动作纠错　下蹲时前腿的膝关节不要超过脚尖，身体重心在两腿之间。全程头向上延伸，下巴收好，起立时身体不要前倾，要保持正直。

腿部拉伸

站立，左腿向后抬起，左手抓着
左脚，脚跟贴近臀部，将左脚向
上提，收腹保持15秒，换右侧腿。

①

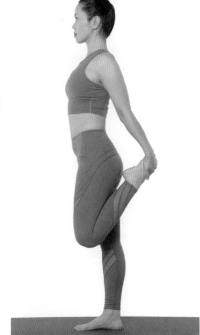

② 站立，脚尖自然姿态，不可
绷直或勾起，俯身，腹部
向前贴近大腿，保持15秒；
另一侧腿重复上述动作。

 在进行拉伸时，要尽量保证脊柱挺直，弯腰弓背会失去拉伸效果，
还容易给脊柱造成过大压力。

4 周打败蝴蝶袖

吊带衫和连衣裙的魅力谁能抗拒，但谁也不想面对自己粗壮的手臂只能遮遮掩掩。想要打败蝴蝶袖，告别拜拜肉，就需要锻炼肱二头肌和肱三头肌，以肱三头肌为主。很多女性担心，这样的阻抗训练会让自己越来越壮，其实多虑了。对于大部分普通健身者来说，能让自己更有力量，肌肉更紧致就是很好的效果了，想要"大块头"可是相当有难度的。

周一	靠墙俯卧撑 ×2组 ×（10次/组） 颈后臂屈伸 ×2组 ×（12～16次/组） 哑铃肩膀伸展 ×2组 ×（12～16次/组） 俯身哑铃后摆 ×2组 ×（12～16次/组） 臂部拉伸 ×1组 ×（60秒/组）	组与组之间休息30秒
周二	休息	
周三	靠墙俯卧撑 ×2组 ×（10次/组） 颈后壁屈伸 ×2组 ×（12～16次/组） 哑铃肩膀伸展 ×2组 ×（12～16次/组） 哑铃拳击 ×2组 ×（12～16次/组） 臂部拉伸 ×1组 ×（60秒/组）	组与组之间休息30秒
周四	休息	
周五	靠墙俯卧撑 ×2组 ×（10次/组） 颈后壁屈伸 ×2组 ×（12～16次/组） 哑铃肩膀伸展 ×2组 ×（12～16次/组） 俯身哑铃后摆 ×2组 ×（12～16次/组） 臂部拉伸 ×1组 ×（60秒/组）	组与组之间休息30秒
周六	休息	
周日	休息	

靠墙俯卧撑

训练部位　肱二头肌、胸大肌外侧

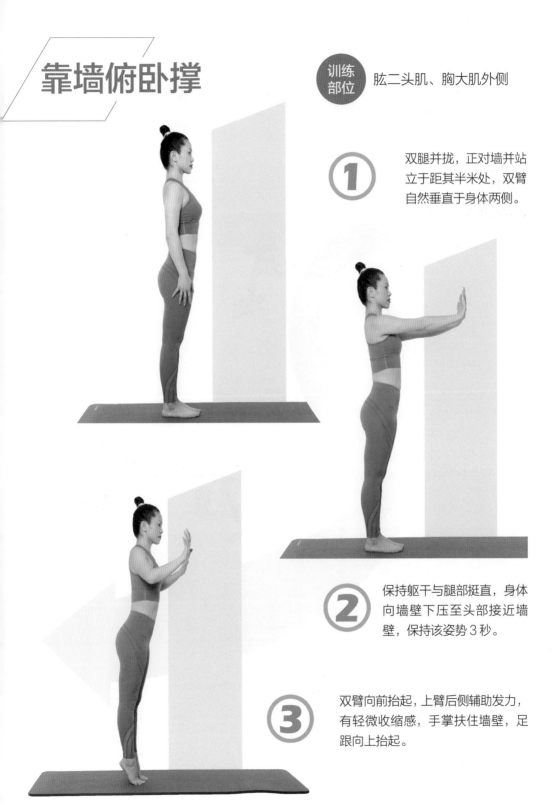

① 双腿并拢，正对墙并站立于距其半米处，双臂自然垂直于身体两侧。

② 保持躯干与腿部挺直，身体向墙壁下压至头部接近墙壁，保持该姿势3秒。

③ 双臂向前抬起，上臂后侧辅助发力，有轻微收缩感，手掌扶住墙壁，足跟向上抬起。

哑铃颈后臂屈伸

扫一扫，看视频

训练部位 肱三头肌、胸大肌、腹直肌

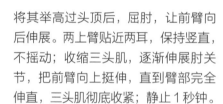

① 坐在健身凳上，双手合握一个哑铃。

将其举高过头顶后，屈肘，让前臂向后伸展。两上臂贴近两耳，保持竖直，不摇动；收缩三头肌，逐渐伸展肘关节，把前臂向上挺伸，直到臂部完全伸直，三头肌彻底收紧；静止1秒钟。

②

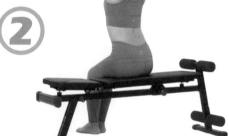

③ 再屈肘，让前臂徐徐下垂到开始位置，使三头肌尽量伸展。

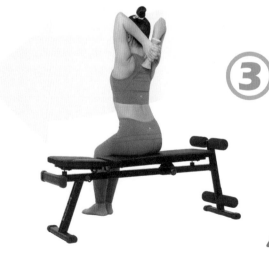

动作纠错 这个动作有一定的危险性，挺伸前臂时切勿摆动上臂，以免碰头。坐在凳上腰部挺直保持坐姿。

哑铃侧平举

训练部位 三角肌、肱三头肌

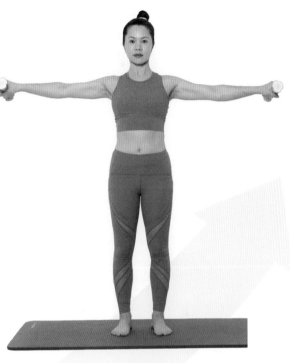

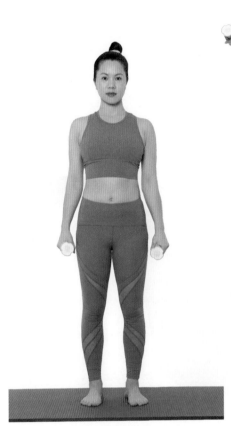

双手持铃，置于身体两侧，膝盖微屈，身体挺胸收腹站直。

②

收缩三角肌使双臂打开，肘关节始终保持微屈，直到大臂水平。手臂缓慢收回到原来位置。

做这个动作时要尽量保证手肘跟肩膀平行，不要过高或者过低。这样才可以充分锻炼到三角肌。

俯身哑铃后摆

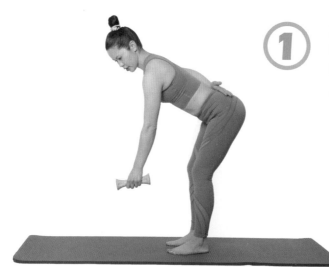

① 双腿并拢站立，右手扶于腰部，左手紧握哑铃，自然下垂，双膝微屈，躯干前倾。

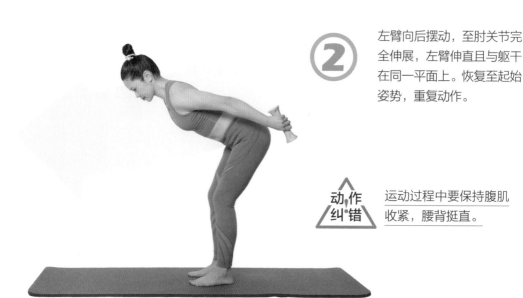

② 左臂向后摆动，至肘关节完全伸展，左臂伸直且与躯干在同一平面上。恢复至起始姿势，重复动作。

△动作纠错　运动过程中要保持腹肌收紧，腰背挺直。

弹力绳肩环绕

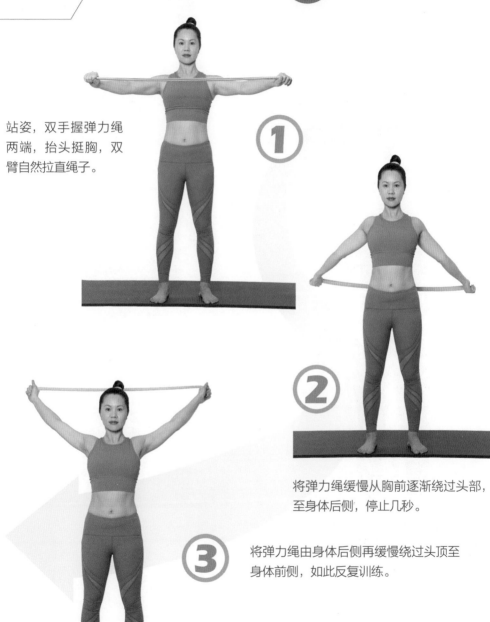

训练部位 肩关节、手臂、背阔肌

站姿，双手握弹力绳两端，抬头挺胸，双臂自然拉直绳子。

① ② ③

将弹力绳缓慢从胸前逐渐绕过头部，至身体后侧，停止几秒。

将弹力绳由身体后侧再缓慢绕过头顶至身体前侧，如此反复训练。

动作纠错 运动过程中要保证上半身挺直和腹部核心稳定，双腿不要跟随运动。

臂部拉伸

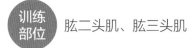

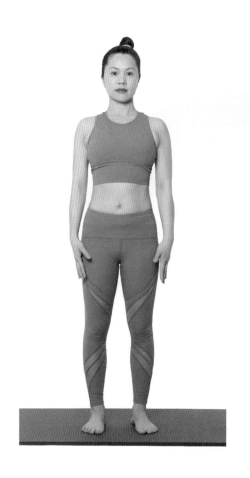

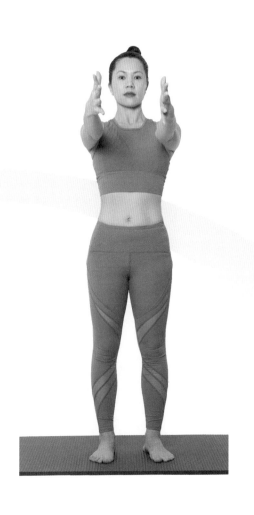

① 站立，身体呈放松状态，双臂垂于身体两侧。

② 手臂向前伸展，举到肩部水平，使上臂与地面保持水平，保持拇指向上。

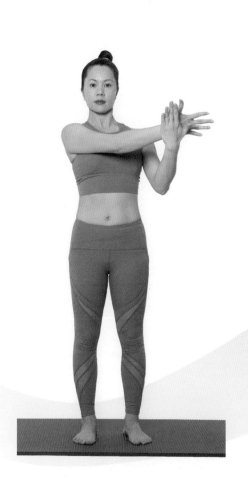

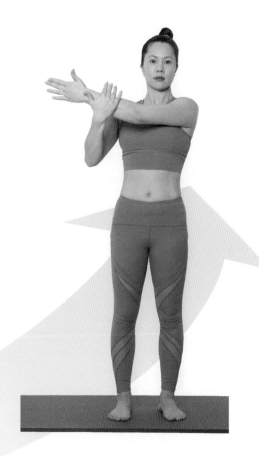

 换另一侧，做重复
动作。

 用另一只手臂轻轻用力
把需要拉伸的手臂拉伸
向躯干，保持 15 秒，
恢复原始状态。

动作
纠错
拉伸肱三头肌时，要保证拇指竖直向上，
这样可以有效拉伸到肱三头肌。

4 周告别虎背熊腰

虎背熊腰容易让人看起来显老态，想要挺拔纤薄的身姿，背部锻炼就必不可少。背部肌群主要包括背阔肌、大圆肌、菱形肌和竖脊肌。人们常说的背部肌群主要是指背阔肌，一般来说，下拉动作和划船动作可以较好地锻炼到这个肌群。

周一	超人支撑 ×2 组 ×（12 ~ 16 次 / 组） 哑铃飞鸟 ×2 组 ×（12 ~ 16 次 / 组） 哑铃单臂俯身划船 ×（12 ~ 16 次 / 组） 俯卧哑铃侧平举 ×2 组 ×（12 ~ 16 次 / 组） 背部拉伸 ×2 组 ×（30 秒 / 组）	组与组之间 休息 30 秒
周二	休息	
周三	超人支撑 ×2 组 ×（12 ~ 16 次 / 组） 抬臂伸展 ×2 组 ×（40 秒 / 组） 哑铃飞鸟 ×2 组 ×（12 ~ 16 次 / 组） 俯卧哑铃侧平举 ×2 组 ×（12 ~ 16 次 / 组） 背部拉伸 ×2 组 ×（30 秒 / 组）	组与组之间 休息 30 秒
周四	休息	
周五	抬臂伸展 ×2 组 ×（40 秒 / 组） 哑铃飞鸟 ×2 组 ×（12 ~ 16 次 / 组） 哑铃单臂俯身划船 ×（12 ~ 16 次 / 组） 俯卧哑铃侧平举 ×2 组 ×（12 ~ 16 次 / 组） 背部拉伸 ×2 组 ×（30 秒 / 组）	组与组之间 休息 30 秒
周六	休息	
周日	休息	

超人支撑

训练部位 下背部、腘绳肌

① 俯卧在垫子上，让自己完全接触垫子，双手向前伸展开。

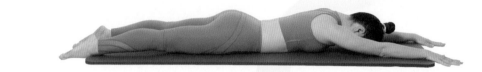

② 利用背部和臀部的力量，将自己的头部、双手和双腿抬离地面。

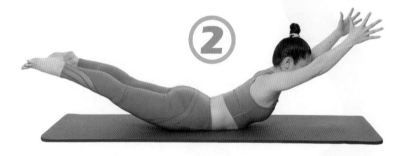

③ 头部、双手、双腿恢复初始位置。如此重复以上动作。

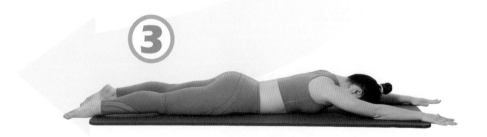

动作纠错 两头抬起时尽量调动背部和腿部肌肉，而不是完全靠颈部将头抬起。

抬臂伸展

训练部位 背阔肌、肱二头肌

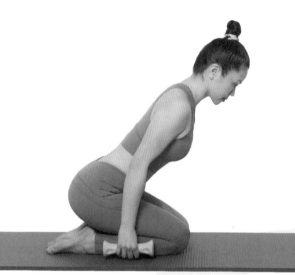

① 跪坐，臀部置于后脚跟处，脚尖和膝盖支撑身体，双手持握哑铃，身体重心略向前倾。

手臂上抬，将手臂向前伸展至与肩同高。 ②

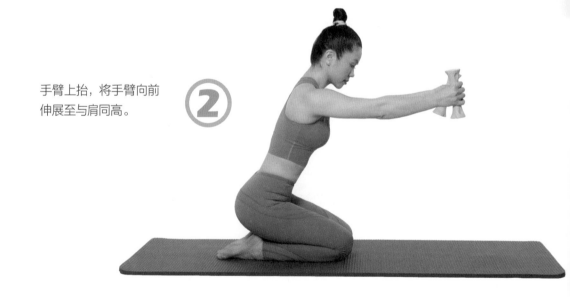

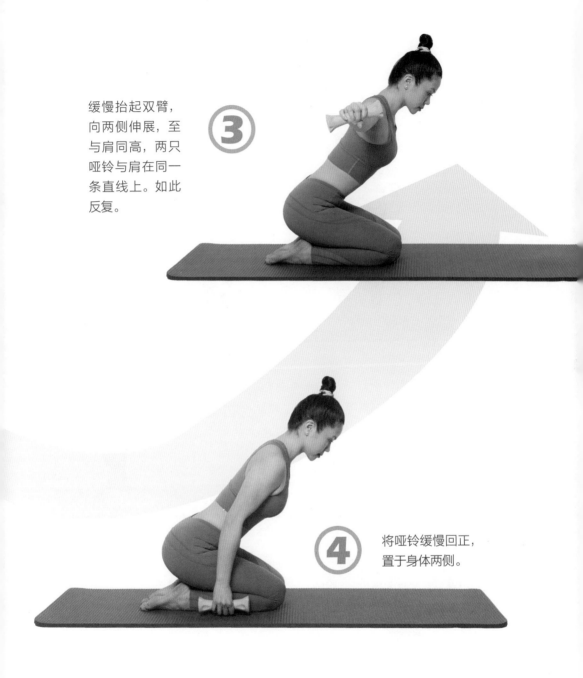

缓慢抬起双臂，向两侧伸展，至与肩同高，两只哑铃与肩在同一条直线上。如此反复。

③

④ 将哑铃缓慢回正，置于身体两侧。

动作纠错 抬臂向两侧伸展，两臂不要向前打开，要尽量将哑铃和肩部保持一条直线，这样可以充分练习背阔肌。

哑铃飞鸟

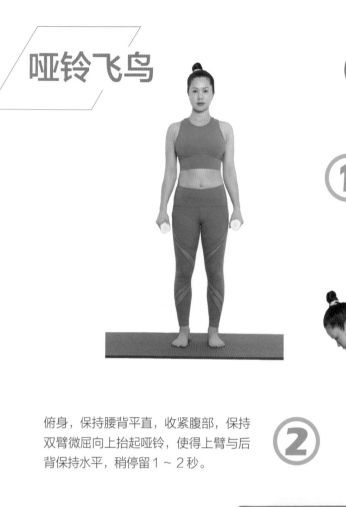

① 自然站立，站距与髋同宽，挺胸收腹。双臂紧握哑铃自然下垂。

② 俯身，保持腰背平直，收紧腹部，保持双臂微屈向上抬起哑铃，使得上臂与后背保持水平，稍停留 1～2 秒。

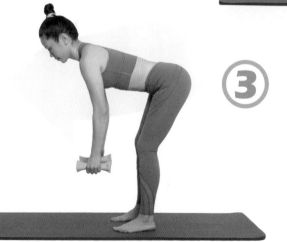

③ 双臂控制哑铃缓慢回到准备动作。

动作纠错 做硬拉时要注意调动背部肌群，不要将力量全部放在手臂上，将哑铃向上拉时，也要保持肩部放松，不要耸肩。

俯身哑铃臂屈伸

训练部位 背阔肌、肱三头肌

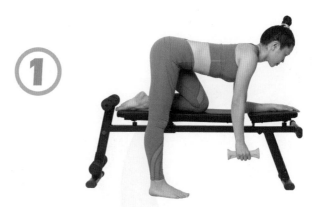

① 屈体，用正握法抓握哑铃，另一只手扶在长凳上支住身体，另一只膝盖也弯曲支在长凳上，身体几乎与地面平行，抬头挺胸。

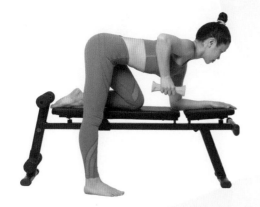

② 把重心尽量放低，掌心朝向身体将重量拉起；尽量保持身体静止，用背部而不是用手臂将哑铃拉到体侧。

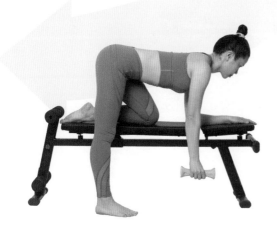

③ 缓慢地放下，保持对重量的控制，一侧练完再练另一侧。

动作纠错 不要弓背，保持背部平直，肩胛骨要配合手臂动作，这样可以更好地锻炼到背阔肌，而不仅仅是锻炼到手臂。

俯卧哑铃侧平举

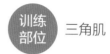 训练部位 三角肌

扫一扫，看视频

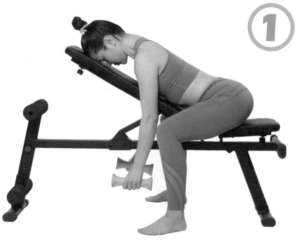

① 调节凳子的角度，控制在 30 度到 60 度，趴在凳子上，双脚脚尖撑地，身体保持稳定，腰背挺直。

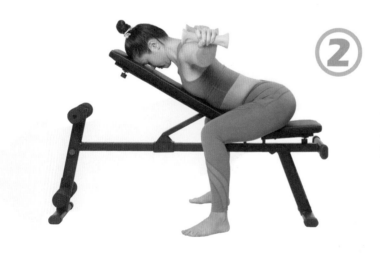

② 双手各握住哑铃，微微屈肘夹肩，双手向两边打开，直到双手与地面平行，或者稍微超过肩部，慢慢落下，重复动作。

 动作纠错 标准的侧平举中，手肘是有一定弯曲的，并且在运动中要保持这个角度。如果打开或是闭合手肘，三头肌将参与训练中。

背部拉伸

 训练部位 背阔肌、三角肌

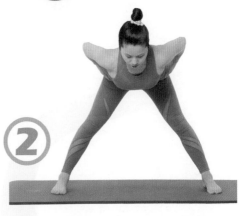

收紧腹部，俯身向下折叠身体，慢慢向下。

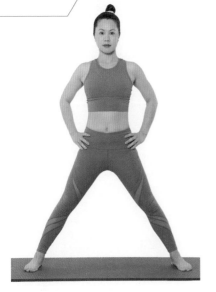

① 双手扶腰，双脚分开略宽于肩。

③ 双手向下垂直，与肩同宽轻轻吸一口气。

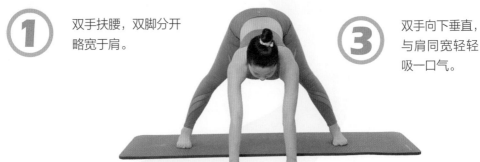

④ 呼气，双手向前伸长，头肩向下。

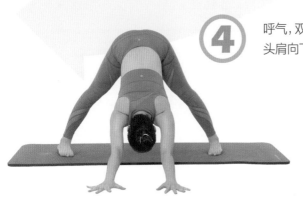

 动作纠错 此动作目的在于拉伸背部肌肉，尽量做到最大限度，可根据个人情况控制拉伸程度，避免运动损伤。

4 周养成天鹅颈

香肩、美背、天鹅颈俗称美人三角。一个女人有没有气质，脖子有很重要的作用。就算不练天鹅颈，面对大多数的低头族，练练颈部动作，缓解颈椎疾病也是有百利而无一害的。当人们低头看手机时，就会让斜方肌承受更多的重量，从而影响菱形肌的力量。因此，要想练成天鹅颈，就必须放松斜方肌，增强菱形肌的力量。

周一	仰卧肩臂上抬 x3 组 x（30 秒 / 组） 米字转头训练 x2 组 x（40 秒 / 组） 仰卧颈屈伸 x3 组 x（12 ~ 16 次 / 组） 双臂展翅 x2 组 x（12 ~ 16 次 / 组） 猫式拉伸 x2 组 x（60 秒 / 组）	组与组之间 休息 30 秒
周二	休息	
周三	仰卧肩臂上抬 x2 组 x（30 秒 / 组） 米字转头训练 x3 组 x（40 秒 / 组） 仰卧颈屈伸 x2 组 x（12 ~ 16 次 / 组） 双臂展翅 x3 组 x（12 ~ 16 次 / 组） 猫式拉伸 x2 组 x（60 秒 / 组）	组与组之间 休息 30 秒
周四	休息	
周五	仰卧肩臂上抬 x3 组 x（30 秒 / 组） 米字转头训练 x2 组 x（40 秒 / 组） 仰卧颈屈伸 x2 组 x（12 ~ 16 次 / 组） 双臂展翅 x3 组 x（12 ~ 16 次 / 组） 猫式拉伸 x2 组 x（60 秒 / 组）	组与组之间 休息 30 秒
周六	休息	
周日	休息	

仰卧肩臂上抬

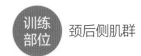

身体仰卧于健身垫上，双腿分开与肩同宽，膝盖弯曲，双脚接触垫面，双臂自然伸直于体侧。

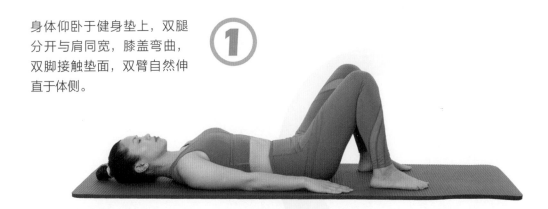

保持腿部姿势不变，肩部向上抬起，但中背部仍接触垫面，手臂也随之伸直抬起，保持姿势 5 秒。恢复至起始姿势，重复动作。

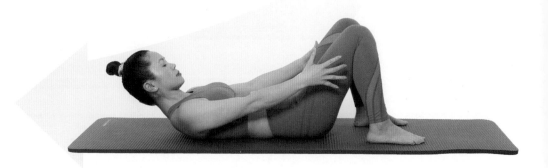

动作纠错　做此动作，要感受颈部的拉伸感，靠颈部力量将头部抬起。而不是腹部和背部发力。

米字转头训练

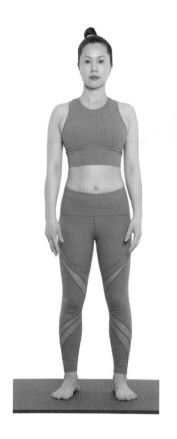

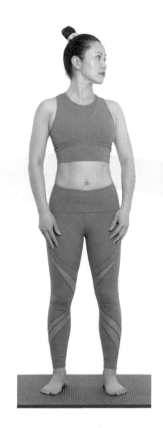

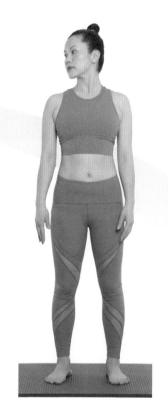

① 双腿并拢站立，双臂自然垂于体侧。

② 保持身体姿势不变，轻轻向左扭动头部，至最大限度，坚持10秒钟。

③ 恢复初始位置，然后转向右侧，做同样动作。

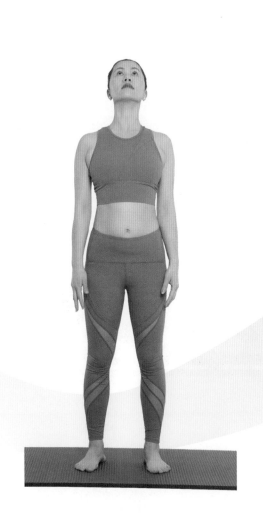

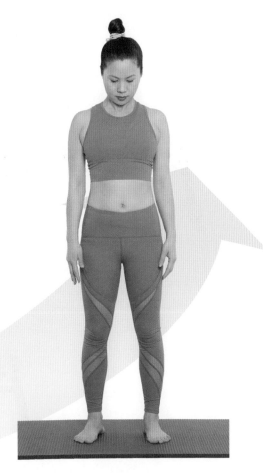

恢复初始位置，下颌
向上抬起，带动头部
后仰，使颈部伸展至
最大限度。

收下颌，感受颈后部拉
伸感。重复动作。

做颈部动作要轻缓，不可过急
转动颈部，也不可幅度过大，
以免颈部受伤。

仰卧颈屈伸

 训练部位　颈部前侧及后侧肌群

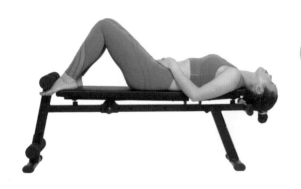

① 仰卧于长凳之上，头部伸出凳端，颈肌放松，使头部尽量下垂。

用颈部肌肉的收缩力使头部抬起，下颌紧贴前胸，稍停。 **②**

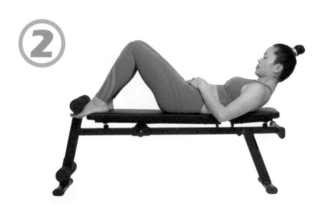

③ 向前挺髋，回到起始位置，保持下背部挺直。重复动作。

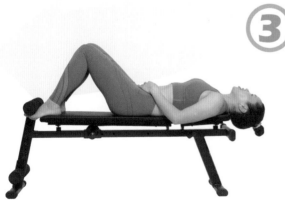

动作纠错　做动作时，背部不应离开凳面，完全靠颈部肌肉的收缩力完成头部的上抬和下垂，动作应缓慢、平稳。

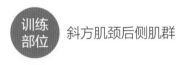

双臂展翅

训练部位　斜方肌颈后侧肌群

扫一扫，看视频

身体俯卧于垫上，下颌置于垫上，双腿并拢，双臂自然伸展于体侧。

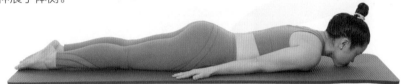

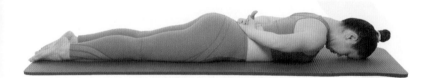

保持姿势不变，双臂弯曲，双手交叠置于腰后。

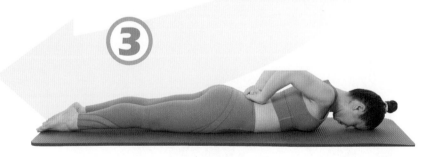

保持手部姿势不变，双臂向上抬起至最大限度，坚持 5 秒钟。重复步骤。

动作纠错

展翅时，双臂要尽量与肩部保持在一条直线，不要向前也不要向后。

猫式拉伸

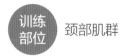
扫一扫，看视频

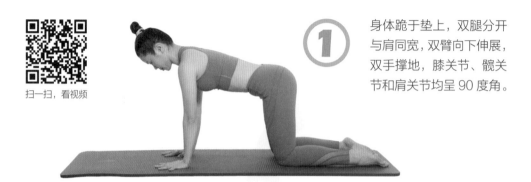

① 身体跪于垫上，双腿分开与肩同宽，双臂向下伸展，双手撑地，膝关节、髋关节和肩关节均呈 90 度角。

保持手臂和腿部姿势不变，背部向上拱起至最大限度，下颌收起，头部下压，同时进行吸气。 ②

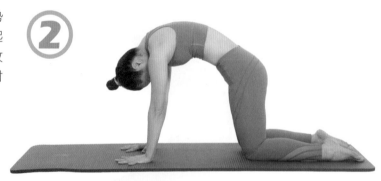

③

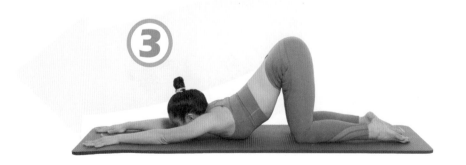

向下塌腰至最大限度，头部上抬，同时进行呼气。重复步骤。

千万别踩减肥中的运动误区

训练时追求"泵感"才会有效果

前面说增肌训练要尽量做到力竭，力竭对于增肌来说是有很多好处的，因为力竭会造成更多代谢产物的堆积，比如乳酸。力竭的直接表现就是肌肉训练后"泵感"特别强，肌肉很胀很硬。实际上这是力量训练后很多血液流向目标肌肉而产生的效果，这些代谢产物的堆积会刺激更多合成激素的分泌，比如生长激素，这对增肌是有好处的。另外，肌肉细胞充血、充盈膨胀，可以促进蛋白质合成，抑制蛋白质分解。所以，训练时肌肉有"泵感"可能对增肌是有好处的，但目前还没有确切的证据证明这一说法。

所以，想要增肌可以适当地追求"泵感"，但绝对不能说泵感就代表增肌，或者没有泵感就不能增肌。

空腹有氧运动减肥效果更好

有一种说法是空腹有氧运动燃脂效果最好，因为空腹运动时体内糖原（碳水化合物）在长期空腹后被消耗差不多了，而血糖和胰岛素水平相对较低。在这种情况下，有氧运动会直接把脂肪当作燃料，所以减肥效果也应该会更好。这看起来很合理，但美国某杂志上发表的研究显示：空腹与非空腹受试者体脂率和体重均显著下降，但两者无显著性差异——空腹者未表现出预期的优越效果。

虽然空腹可以在运动中消耗更多的脂肪，但有趣的是，身体有一个"聪明"的代偿机制，这反过来又减少了休息时脂肪的使用。因此，想做有氧运动，不要纠结是否应该空腹。

多借助器械更有助于肌肉增长

很多初入健身行列的小白都认为想要健身就应该去健身房，借助器械，有教练指导这样才更利于自己健身，增长肌肉。现在的健身房，各种大型器械都应有尽有，许多固定器械的设计也越来越好，使用起来感觉会非常不错。固定器械有很大的优势，但长期依赖于固定器械，会使增肌形式更局限，自由重量才是增肌的真正利器。负重深蹲、卧推、哑铃划船、硬拉等，这些动作能调动更多的肌肉群，而且不受时间、地点的限制，想什么时候健身就可以直接开始，是增肌期最好的运动方式。

力量训练和灵活度是冤家

有一种说法认为力量训练会使身体变得僵硬，不够灵活，这也是很多女性一提到力量训练就望而却步的原因。其实力量训练和灵活性训练应该携手并进，即灵活性和力量之间必须始终存在平衡。事实上，灵活性训练和力量训练可以相互增强。二者同步增强无非就是从自身的身体素质练起和增加一些器械的训练。柔软度、灵活度改善，动作范围、延展性就增加；肌耐力好，也比较能够在技巧动作上恰到好处地用力。想要比较好的灵活性就可以多增加一些跑跳以及部分关节活动的练习。所以，想要同步拥有力量和灵活度是完全可以的。

好睡眠

促进热量代谢，

燃烧脂肪

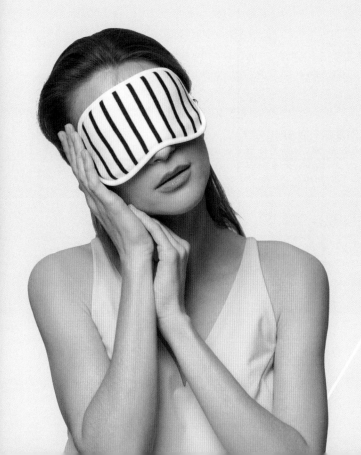

睡眠质量评估：你的睡眠合格吗

睡眠质量包括睡眠的深度和睡眠时间两个方面，高质量的睡眠醒了以后疲劳感消失，头脑清醒，精力充沛，从事各种工作和学习生活都得心应手，所以熟睡而且睡眠充足，就称为好睡眠，睡眠质量的评价包括了主观评价和客观评价。通常人们做的睡眠质量评估都是主观评价。

睡眠状况自评量表（SRSS），由中国心理卫生协会常务理事、中国健康心理学杂志执行主编李建明教授编制，并在全国协作组制定出中国标准。此量表适用于筛选不同人群中有睡眠问题者，也可用于睡眠问题者治疗前后评定效果对比研究。

此量表有 10 个题目，阅读后根据自己近 1 个月内的实际情况，在最适合的答案序号上打钩（√）。

睡眠状况自评量表

1. 您觉得平时睡眠足够吗？

① 睡眠过多了　　② 睡眠正好　　③ 睡眠欠一些

④ 睡眠不够　　⑤ 睡眠时间远远不够

2. 您在睡眠后是否已觉得充分休息过了？

① 觉得充分休息过了　　② 觉得休息过了　　③ 觉得休息了一点

④ 不觉得休息过了　　⑤ 觉得一点儿也没休息

3. 您晚上已睡过觉，白天是否打瞌睡？

① 0 ~ 5 天　　② 很少（6 ~ 12 天）　　③ 有时（13 ~ 18 天）

④ 经常（19 ~ 24 天）　　⑤ 总是（25 ~ 31 天）

4. 您平均每个晚上大约能睡几小时？

① ≥ 9 小时　　② 7 ~ 8 小时　　③ 5 ~ 6 小时

④ 3 ~ 4 小时　　⑤ 1 ~ 2 小时

5. 您是否有入睡困难?

① 0 ~ 5 天 　　　② 很少（6 ~ 12 天） 　　　③ 有时（13 ~ 18 天）
④ 经常（19 ~ 24 天） 　　　⑤ 总是（25 ~ 31 天）

6. 您入睡后中间是否易醒?

① 0 ~ 5 天 　　　② 很少（6 ~ 12 天） 　　　③ 有时（13 ~ 18 天）
④ 经常（19 ~ 24 天） 　　　⑤ 总是（25 ~ 31 天）

7. 您在醒后是否难于再入睡?

① 0 ~ 5 天 　　　② 很少（6 ~ 12 天） 　　　③ 有时（13 ~ 18 天）
④ 经常（19 ~ 24 天） 　　　⑤ 总是（25 ~ 31 天）

8. 您是否多梦或常被噩梦惊醒?

① 0 ~ 5 天 　　　② 很少（6 ~ 12 天） 　　　③ 有时（13 ~ 18 天）
④ 经常（19 ~ 24 天） 　　　⑤ 总是（25 ~ 31 天）

9. 为了睡眠，您是否吃安眠药?

① 0 ~ 5 天 　　　② 很少（6 ~ 12 天） 　　　③ 有时（13 ~ 18 天）
④ 经常（19 ~ 24 天） 　　　⑤ 总是（25 ~ 31 天）

10. 您失眠后心情（心境）如何?

① 无不适 　　　② 无所谓 　　　③ 有时心烦、急躁
④ 心慌、气短 　　　⑤ 乏力、没精神、做事效率低

计分方法

　　每个问题都分 5 级评分，选项①计 1 分，选项②计 2 分，选项③计 3 分，选项④计 4 分，选项⑤计 5 分，分数越高说明睡眠问题越严重。此量表最低分为 10 分 (基本无睡眠问题)，最高分为 50 分 (最严重)。

加速燃脂的方法，竟是多睡觉

好好睡觉，优质睡眠更易瘦

好好睡觉，优质睡眠也是更容易瘦的秘诀之一。一项长达 5 年的研究发现，睡眠时间与 BMI 成反比：睡眠时间越短，BMI 越高，超重肥胖的可能性越大。

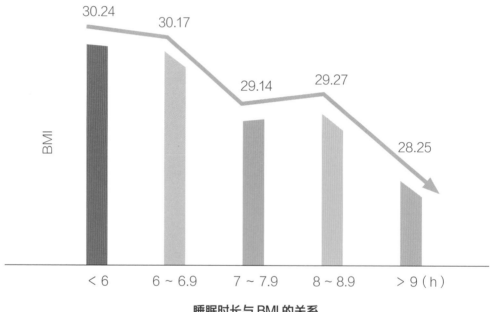

睡眠时长与 BMI 的关系

美国宾夕法尼亚大学的研究团队，在实验室条件下观察了 200 余名健康成年志愿者的睡眠时间与体重变化的关系。受试者在经过 2 天正常睡眠后，其全天睡眠时间被严格限制在 4 小时以内。

5 天后，平均每人体重增加了 1 千克。而至于体重增加的原因，研究者详细记录了受试者的进食种类及数量，发现受试者在被限制睡眠时间后，平均每 24 小时增加约 30% 的热量摄入。在解除限制睡眠时间后，受试者的进食量在 1 ~ 2 天快速回归试验开始前的水平。

为什么睡眠时间短，食量会增加

人体内的瘦素和胃饥饿素与进食量关系密切。瘦素是一种产生饱食感的激素，与下丘脑受体相互作用，可以抑制食欲、控制体重和脂肪分布。瘦素水平与进食紧密相关，在清晨最低，白天逐渐增加，直至夜晚达到最高水平。

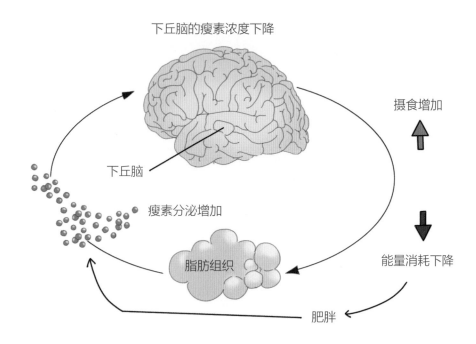

瘦素抵抗原理：血液循环瘦素增加，下丘脑瘦素浓度降低

胃饥饿素是具有促进食欲作用的肽类，主要由胃部分泌。胃饥饿素的水平在白天进食前增多，进食后减少；夜间呈先升高、后降低的趋势。而睡眠不足，使得瘦素浓度降低，胃饥饿素浓度提升，这是一次生理学上的"双重伤害"。

褪黑素对睡眠有用吗

褪黑素确实能够起到一定的助眠作用，它是人体自身就可以合成的"安眠药"。在人的大脑里，有一个叫作松果体的腺体，它可以分泌出一些褪黑素，来安抚人的情绪，让人慢慢产生困意，进入睡眠。

它在人体里的分泌量主要取决于环境的亮度，光线越暗，分泌得越多，所以许多人晚上玩手机，越玩越精神，就是因为抑制了褪黑素分泌。

由于褪黑素不是安眠药，不具有一般安眠药那么大的成瘾性，很多人就非常倾向于用它来治疗失眠。据某电商平台数据显示，2019 年 1 ~ 8 月，90 后购买进口助眠类商品人数占总消费人数的 62%，褪黑素类产品 90 后消费占比 85%。但很多人不知道的是，即使是自身就能产生的物质，吃多了也会对身体造成伤害。

首先，褪黑素补充剂量比较大的话，会抑制自身褪黑素的分泌，就会产生"越来越睡不着"的情况。这时，你就只能吃越来越多的褪黑素让自己产生困意，也就会越来越依赖褪黑素，产生一个恶性循环。

其次，人的内分泌系统也是一个整体，过多的褪黑素会抑制其他激素的分泌，比如雌激素、雄激素、胰岛素等。

因此褪黑素服用过量的人可能出现低体温、不孕、男性生理欲望低的不良反应，使男性乳房女性化，精子质量下降，女性月经紊乱，血糖出现异常，从而增加糖尿病、心血管疾病等病症发生的风险。

所以即使吃褪黑素也不要经常过量吃，咨询医生或营养师后再决定吃的时间和剂量。

高质量睡眠的 8 个小习惯

有很多人不困不睡觉，认为困倦才是应该睡觉的信号。其实，困倦是大脑相当疲劳的表现，若等此时才去睡觉，第二天就会因睡眠不足而感到疲倦、精神不济等。如果长期如此，就会形成睡眠障碍，引起免疫功能低下、内分泌紊乱、焦虑、抑郁、记忆力减退等。因此，不要等困了再去睡觉。应该养成按时就寝的好习惯，这样不仅可以保护大脑，还能提高睡眠质量，减少失眠。

1
别等困了再睡觉

很多上班族经常感觉到睡眠不足，或者下午工作效率低下，其实可以在中午的时候利用 15 ~ 30 分钟的时间进行小睡。不用躺下，坐在椅子上闭眼睡 15 分钟就可以了，时间也不要超过 30 分钟，超过 30 分钟的小睡就会变成正式睡眠。这样一来重新恢复清醒状态就需要花费很长的时间，不仅无法提升午后的工作表现，甚至会有一段时间处于神情恍惚的状态。而且午睡时间过长会影响晚上的睡眠，容易导致入睡困难、睡眠变浅等状况。

2
15 分钟的午间小睡

晚饭吃太晚或睡前加餐可激活人体消化系统，让人兴奋。如果患有胃食管反流病或胃灼热，睡觉前不要吃喝任何东西就变得更加重要了，因为这会导致症状恶化。虽说不建议晚上 8 点之后吃东西，但饿着肚子也很难入睡。

3
不要过饱或饥饿入眠

现在很多年轻人喜欢把房间装修得很白，或者采用对比度很高的色彩，追求时尚，这两种类型都不推荐。整体空间的色彩最好淡一点、柔和一点，有的人偏好深一点的色彩也没关系。另外，最好选择遮光性较好的窗帘，以便营造黑而暗的睡眠环境。保持房间通透，才有利于心情舒畅。

4
营造助眠的卧室环境

5

可以适当增加入睡仪式感

培养睡眠仪式感有助于提高睡眠质量。睡前仪式的作用，是帮助我们建立一个与时间和行为绑定的信号，每当睡前仪式开始，就会触发睡意。设定睡前仪式并不难，难在坚持执行，养成习惯。可以设定 30 ~ 45 分钟的时间，来做一些固定的、惯例性的活动，以便让我们的身心为入睡做好准备。比如：洗漱——做头部按摩——睡眠。

6

用读书代替深夜看手机的习惯

现在的手机已经绑定了我们的生活，很多人入睡前都会抱着手机刷刷短视频，看看搞笑段子，了解下时事政治以及娱乐趣闻等。其实，这样的方式，长此以往会导致神经衰弱、记忆力下降，甚至引发失眠。面对这样的情况，我们不能要求每个人都拿出一本纸质书摆在床头读一读。但可以尽量尝试，用手机放些舒缓的音乐，播放一些有声读书内容，让自己的双眼适当地放松休息，也可以在一定程度上缓解失眠，提高睡眠质量。

7

不要把问题带到床上

烦恼会干扰入睡或导致睡眠变浅。很多人谈到失眠总有一些滔滔不绝的话题，很多人觉得自己的脑回路太强，每次失眠简直都是一部电影的拍摄史，一部小说的速成史，一部清宫剧的发展史……其实，这在很大程度上是由于神经兴奋或者工作压力大等而导致的。晚上可以早些将要解决的问题解决掉，或者将工作或学习计划提前安排好。以平稳的心态入睡，可以提高睡眠质量。

8

晚餐吃助眠食物

睡前 3 ~ 4 小时，或者更早的时间内就不要食用容易引起兴奋的食物了，比如咖啡、浓茶、兴奋性饮料等。晚餐也可以安排些有助于睡眠的食物，比如含色氨酸的小米、牛奶等。

跳过这些睡眠误区

睡前饮酒可以助眠

酒精可以引起中枢神经系统的抑制作用，让人嗜睡。但是从医学角度来说，不主张使用酒精助眠，因为长期饮用酒精会缩短入睡时间，干扰睡眠状态，从而出现睡眠问题，因此，对于失眠患者不建议喝酒助眠。失眠的患者是需要寻找失眠的原因进行对因治疗。一般可以在睡觉之前用热水泡脚，或者当天下午5～7点锻炼活动下从而促进睡眠。同时通过规律生活，规律作息，来改善睡眠质量。

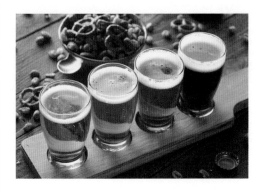

失眠就代表神经衰弱

失眠是一种睡眠障碍，可能是神经衰弱引起，也可能是其他原因导致。失眠和神经衰弱有共同点，但也有很大的区别。失眠就是指睡眠质量不好，没有办法让人达到一个满意的状态。失眠唯一的症状就是睡不着觉，身体其他的症状并没有非常明显。而神经衰弱的症状就更加明显，容易失眠，这只是主要症状，还会出现情绪激动的情况，这是导致失眠的一个最主要原因。神经衰弱的人多数属于抑郁状态又特别容易担心各种事情，在睡觉之前没有办法集中注意力进入睡眠状态，这样就会产生恶性循环。对于普通年轻人来讲一般两方面最容易引起失眠，一是压力过大，二是神经兴奋，只要对因治疗，一般是可以克服的。

失眠时，多躺一会儿就睡着了

失眠的时候，很多人会让自己一直保持闭眼躺着的状态，寄希望于过一会儿就能睡着。相反躺了一个多小时，依旧毫无睡意。其实这个时候，不应该再继续试图强迫自己入睡，越强迫自己，可能会得到完全相反的效果。这时可以起床做点不用动脑筋的事情，例如整理杂物、喝点水、做做舒展身体的运动，让情绪尽量放松下来，再继续回去睡觉，不要有过大的心理负担。一般来说，健康人大约需要 15 分钟就能进入睡眠状态，如果超过这个时间不能入睡，那么不如干脆起床换个环境。

睡觉时做梦会影响睡眠质量

不少失眠患者认为梦是睡眠不佳的表现，对人体有害。其实梦是正常的睡眠生理活动，每个人都会做梦，一晚上有 4 ~ 6 次，如果第二天精神还不错的话，就不必担心自己没有睡好觉。梦境在睡眠的某个阶段才会发生，也就是人经过了浅睡眠到深睡眠，达到了一个特殊睡眠段——快速眼动阶段，才会有梦境，多数梦很快会遗忘。而多梦并不是失眠，对人体也是无害的，只有噩梦连连并且反复长期出现才会对人产生不良影响。

附录

常见食物热量表

五谷杂粮			
大豆	390 千卡 /100 克	黑米	341 千卡 /100 克
黑豆	381 千卡 /100 克	燕麦	338 千卡 /100 克
黎麦	367 千卡 /100 克	荞麦	337 千卡 /100 克
小米	361 千卡 /100 克	绿豆	329 千卡 /100 克
薏米	361 千卡 /100 克	芸豆	315 千卡 /100 克
糙米	348 千卡 /100 克	红豆	309 千卡 /100 克
大米	346 千卡 /100 克	鲜玉米	112 千卡 /100 克

禽畜肉、蛋奶、水产			
鸡翅	202 千卡 /100 克	猪肝	126 千卡 /100 克
虾仁	199 千卡 /100 克	鸡胸脯肉	118 千卡 /100 克
猪腿	190 千卡 /100 克	鲤鱼	109 千卡 /100 克
猪里脊	153 千卡 /100 克	鲫鱼	108 千卡 /100 克
鸡腿	146 千卡 /100 克	牛瘦肉	106 千卡 /100 克
猪瘦肉	143 千卡 /100 克	羊里脊	103 千卡 /100 克
三文鱼	139 千卡 /100 克	酸奶	86 千卡 /100 克
鸡蛋	139 千卡 /100 克	海虾	79 千卡 /100 克
牛里脊	134 千卡 /100 克	扇贝	60 千卡 /100 克
带鱼	127 千卡 /100 克	牛奶	54 千卡 /100 克

蔬菜、菌菇			
豌豆（鲜）	111 千卡 /100 克	彩椒	26 千卡 /100 克
红薯	102 千卡 /100 克	圣女果	25 千卡 /100 克
土豆	83 千卡 /100 克	圆白菜	24 千卡 /100 克
山药	57 千卡 /100 克	空心菜	23 千卡 /100 克
藕	47 千卡 /100 克	南瓜	23 千卡 /100 克
胡萝卜（黄）	46 千卡 /100 克	大白菜	20 千卡 /100 克
杏鲍菇	35 千卡 /100 克	菜花	20 千卡 /100 克
金针菇	32 千卡 /100 克	芦笋	19 千卡 /100 克
荷兰豆	30 千卡 /100 克	柿子椒	18 千卡 /100 克
韭菜	29 千卡 /100 克	黄瓜	16 千卡 /100 克
菠菜	28 千卡 /100 克	番茄	15 千卡 /100 克
西蓝花	27 千卡 /100 克	生菜	15 千卡 /100 克
木耳（水发）	27 千卡 /100 克	油菜	14 千卡 /100 克
香菇	26 千卡 /100 克	冬瓜	10 千卡 /100 克

水果			
牛油果	171 千卡 /100 克	葡萄	45 千卡 /100 克
香蕉	93 千卡 /100 克	柚子	42 千卡 /100 克
苹果	53 千卡 /100 克	柠檬	37 千卡 /100 克
橙子	48 千卡 /100 克	草莓	32 千卡 /100 克
樱桃	46 千卡 /100 克	西瓜	31 千卡 /100 克

此表来源于《中国食物成分表标准版》（第 6 版）。